中国医学科学院健康科普研究中心推荐读物
国家卫计委临床医生科普项目
百科名医系列丛书

专 家 解 读
牙 疼 是 病 吗

主　编　陈　杰　范存晖

副主编　刘新强　邓　婧　刘　杰

编　者（按姓氏笔画为序）

卜令学　于新波　刘　杰　刘　珺

刘新强　刘　鑫　邓　婧　许　涛

陈　杰　李秀芳　范存晖　杨　茜

杨学财　杨建军　赵志荣　赵　阳

徐　宏　徐全臣　徐海涛

中国协和医科大学出版社

图书在版编目（CIP）数据

专家解读：牙疼是病吗／陈杰，范存晖主编. —北京：中国协和医科大学出版社，2016.1

（百科名医系列丛书）

ISBN 978-7-5679-0063-9

Ⅰ.①专… Ⅱ.①陈… ②范… Ⅲ.①牙疾病-防治 Ⅳ.①R781

中国版本图书馆 CIP 数据核字（2014）第 060354 号

百科名医系列丛书

专家解读：牙疼是病吗

主　　编：陈　杰　范存晖
责任编辑：吴桂梅

出版发行：中国协和医科大学出版社
　　　　　（北京东单三条九号　邮编100730　电话65260378）
网　　址：www. pumcp. com
经　　销：新华书店总店北京发行所
印　　刷：北京佳艺恒彩印刷有限公司

开　　本：700×1000　1/16 开
印　　张：14.5
字　　数：160 千字
版　　次：2016 年 1 月第 1 版　　2016 年 1 月第 1 次印刷
印　　数：1—3000
定　　价：37.00 元

ISBN 978-7-5679-0063-9

前　言

人人都渴望健康，但多数人却不知道如何预防疾病，科学保健。一些人偏听偏信传言，一些人偏听偏信"老辈人"说如何如何，还有一些地区存有不良的风俗习惯等，这些都阻碍了人们科学地预防疾病。

在疾病的预防中，人们又往往忽略了口腔疾病的预防，多数人认为不影响吃喝，不影响睡眠，不影响日常工作和学习，就没有病。殊不知，有些口腔疾病早期就是没有任何感觉的，等到有感觉了，已是中晚期了。

正是由于人们的不重视，使得口腔疾病在人群中的发病率非常高，几乎人人都有口腔问题。尤其龋病，世界卫生组织已将其与癌症、心脑血管疾病并列为危害人类的三大疾病。

要想达到科学地预防口腔疾病的目的，必须首先了解口腔医学方面的知识，为此，我们编写了这本《牙疼是病吗》，旨在普及和增强人们的口腔医学知识，让人人都知道口腔的重要性，提高全民防病、治病的口腔保健意识，从而健康快乐地生活每一天。

本书着重介绍了口腔医学的基础、保健、口腔内科学、口腔外科学、口腔修复学、口腔正畸学等学科的常见病、多发病方面的知识。在编写过程中，我们收集了国内外相关知识的新理念，力求知识新颖、表达准确简练、语言通俗易懂。同时还配有部分插图，希望通过图文并茂的生动形式，使大家充分了解口腔疾病的性质、表现和危害，从而深刻地记住该如何预防该疾病。

由于作者的水平有限，书中存在的疏漏和不足之处敬请同行和读者予以斧正。

　　本书的编写，得到了青岛大学口腔医学院 2011 届、2012 届正畸学硕士研究生的帮助，图片均由赵阳、刘鑫整理。谨致谢意。

陈　杰　范存晖

2015 年 10 月

目　录

第一章　口腔基础知识

 口腔科的治疗范围有哪些？

许多人不清楚口腔科与牙科的关系，往往混为一谈，认为口腔科即牙科，牙科即口腔科，其实牙科是口腔科的一部分。

简单地说口腔科是治疗口腔、颌、面、颈等部位的器官中发生的先天畸形及后天的炎症、肿瘤、损伤的临床科室，还包括牙齿、舌、唾液腺、颞下颌关节的各类疾病，以及上述部位皮肤黏膜的各类疾病。

传统的口腔科诊治范围上达发际，下至下颌骨下缘，两侧至颧骨乳突之间的区域。现代口腔医学，尤其口腔颌面外科诊治范围，上已扩展至颅底，下达锁骨水平，但这个区域内的眼、鼻、耳等器官归相关专科，其余的都归口腔科。

所以，口腔科不仅仅只看牙齿这么简单。

 口腔科能看哪些疾病？您知道口腔科又分四个小科吗？

口腔科学是与临床医疗并列的一级学科，在大型综合性医院通常分四个二级科室，在口腔专科医院分科多达十几个。这就给病人带来了困惑，到了医院面对精细的分科，怎么挂号？挂哪个科？我们就以四个二级科室为主，看一下它们的主治分工范围：

（1）口腔颌面外科：主治口腔颌面部的炎症、肿瘤、外伤、先天畸形、颞下颌关节病、唾液腺疾病等。例如拔牙、肿瘤切除、外伤手术、种植牙、先天性唇腭裂修复等。

（2）口腔内科：主治牙体病、牙周病、口腔黏膜病、非龋性牙体病等。例如龋病、牙髓炎、牙周炎、口腔溃疡、舌炎、唇炎、四环素牙、氟斑牙等。

（3）口腔修复科：主要是牙体和牙列缺损的修复，如镶牙以及修复颌面部骨缺损。

（4）口腔正畸科：主治儿童、青少年以及成年人的牙𬌗畸形，镶牙前的矫正，先天性唇腭裂手术前后的矫正，正颌手术前后的矫正。例如牙齿拥挤不齐、牙有缝、"地包天"等。

这四个二级科室中根据疾病的情况又分一些三级科室，比如口腔内科又分为牙体牙髓科、牙周病科、黏膜病科、儿童牙病科和预防科等，病人可以根据病情到不同的科室就诊。

口腔由哪些器官组成？主要有什么功能？

我们每时每刻都在使用着口腔，可是，您了解这个为您服务的器官吗？

口腔是机体的重要器官之一，为消化道的起始端，参与消化过程，其结构基本与消化道相似。口腔各组成部分与人体之间，有着不可分割、相互作用又彼此影响的密切关系。当口腔发生疾病或者功能紊乱时，往往会直接或间接影响机体的健康。因此，了解一些口腔医学方面的知识，对于预防和早期发现疾病甚是有益。

（1）口腔所包含的器官有：唇、面颊、腭、牙齿、牙龈、上颌骨、下颌骨、舌骨、颧骨、颞下颌关节、腮腺、颌下腺、舌下腺以及这些器官上的神经、肌肉、血管等。

口腔前方以唇、两侧以颊、上方以腭、下方以口底为界。后上方向鼻咽部延续，后下方与口咽相通。除牙齿外，口腔表面均有黏膜覆盖，其上皮结构类似于皮肤，但在湿润性、角化程度及附件构成上与皮肤不同。

（2）口腔的主要功能有：摄取食物、味觉、咀嚼、消化、吞咽、吸吮、感觉、表情，同时协助发音，辅助呼吸。口腔功能与机体其他器官一样，都是在中枢神经的支配下，依靠牙齿、唇、颊、舌、腭等器官，通过相关联的肌肉收缩和下颌运动来共同完成的，是咀嚼系统各组织器官分工合作的结果。

口腔内是一个很复杂的生态环境。口腔的温度、湿度适于许多微

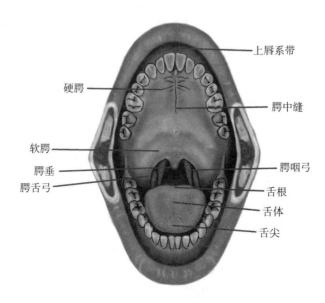

口腔器官组成

生物的生长与繁殖，口腔内的天然菌群与人类机体有着共生的关系。当口腔的功能发生紊乱，机体健康受到影响，口腔内的生态环境受到破坏，疾病就会发生。

 牙齿是全身最硬的器官吗？是怎么组成的？

（1）牙齿是身体最硬的部分，它能咀嚼食物，是消化食物的第一个器官。

（2）从牙齿的解剖外观上看，牙齿由牙冠、牙根、牙颈三部分组成。

牙齿本身叫牙体。牙冠是张开嘴暴露于口腔内、我们彼此能看到的那部分，通常，我们叫它临床牙冠，是发挥咀嚼功能的主要部分。

牙根是牙齿的支持部分，这一部分埋藏在牙槽骨内，张开嘴时我们看不到。牙齿有的是单牙根，有的是多牙根。每一个牙根的尖端，称为根尖；每个根尖部都有一个小孔，称为根尖孔，营养牙齿的血管神经由此通过。由此可以知道，牙齿不是实心的。

牙冠与牙根交界处呈一弧形曲线，称为牙颈，又称颈缘或颈线。

（3）从牙齿的剖面上看，牙体由牙釉质、牙骨质、牙本质和牙髓四种组织构成。牙釉质（又称珐琅质）覆盖在牙冠的表层，为半透明的白色硬组织，是牙体组织中高度钙化的最坚硬的组织。牙骨质覆盖在牙根的表层、为色泽略黄的硬组织。牙本质构成牙齿的主体，位于牙釉质和牙骨质的内层，色泽略黄，不如牙釉质坚硬。其内有一空腔称为牙髓腔，腔内充满蜂窝组织，内含血管、神经和淋巴，这些统称为牙髓组织，是牙体组织中唯一的软组织，牙体的营养来源于此。

（4）从牙齿在口腔内存在时间的长短来看，牙齿分为乳牙和恒牙。

1）乳牙：婴儿出生后6~7个月乳牙开始萌出，至2岁半左右陆续萌出20颗，6~12岁，乳牙开始逐渐脱落，被恒牙所代替。乳牙在口腔内的时间最短为5~6年，最长可达10年左右。乳牙存在时间虽短，却是儿童的主要咀嚼器官，对营养的消化和吸收、颌骨的正常发育、恒牙的正常萌出都极为重要。

2）恒牙：恒牙是继乳牙脱落后的第二副牙列，若非疾患或意外损伤，则不会脱落，脱落后再无牙齿萌出替代。6~7岁儿童开始萌出恒牙，全口恒牙共28~32颗，上下左右各7~8颗。恒牙分为中切牙、侧切牙、尖牙、前磨牙和磨牙。切牙：位于口腔前部，上下左右共8颗，上颌侧切牙较中切牙形态稍小，下颌四个切牙形态基本一致，切牙牙冠呈楔形，颈部厚，切缘薄。切牙的主要功能为切断食物。尖牙：俗称"犬牙""虎牙"，位于口角处，上下左右共4颗，牙冠呈楔形，切缘上有一个突出的牙尖，较粗壮，主要功能为刺穿和撕裂食物。前磨牙：又称为双尖牙，位于尖牙之后、磨牙之前，上下左右共8颗，前磨

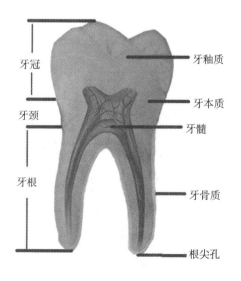

牙冠 —— 牙釉质

—— 牙本质

牙颈 —— 牙髓

牙根 —— 牙骨质

—— 根尖孔

牙齿结构剖面图

牙又分为第一前磨牙和第二前磨牙，两者形态相似，牙冠呈立方形，有一个咬合面，切缘上有双尖。前磨牙的主要功能为辅助尖牙和磨牙撕裂及捣碎食物。磨牙：位于前磨牙之后，上下左右共 8~12 颗，分为第一磨牙、第二磨牙和第三磨牙（俗称智齿），磨牙牙冠大，呈立方形，有一宽大的咬合面，其上有 4~5 个牙尖，结构比较复杂，便于磨细食物。

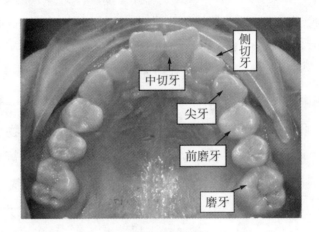

上颌牙齿

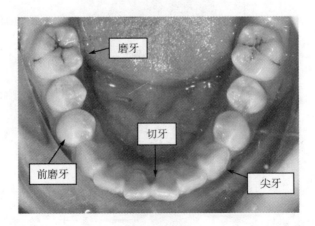

下颌牙齿

牙周组织是什么？有什么作用？

（1）顾名思义，牙齿周围的组织就叫牙周组织，又叫牙齿的支持组织。

（2）牙周组织是由牙周膜、牙槽骨、牙龈和牙骨质四部分组成，它的主要功能是支持、固定和营养牙齿。

牙周膜又称为牙周韧带，是一种致密的纤维结缔组织，其一端埋入牙骨质，另一端埋入牙槽骨，牙齿正是通过牙周膜被悬吊在牙槽窝中。牙周膜具有一定的弹性，有利于缓冲牙齿所承受的咀嚼力。

牙槽骨是包围在牙根周围的颌骨的突起部分，又称牙槽突。容纳牙根的凹窝叫牙槽窝，牙根直立其中。硬的牙根和牙槽骨之间靠软的牙周膜紧密地连接在一起，不松动，便于咀嚼。

牙龈是覆盖在牙槽骨的表面，包绕着牙颈部，边缘呈弧形的一部分口腔黏膜组织。两牙之间的牙龈呈楔形，称为牙龈乳头。正常的牙龈为粉红色，质韧，微有弹性，故能承受压力，耐受食物的摩擦。

牙髓的血管、神经通过根尖孔与牙槽骨和牙周膜的血管、神经相连接。营养物质通过血液供给牙髓，营养牙齿，所以牙体和牙周组织关系密切。

 怎样看口腔科病历？

门诊病历通常包括：主诉、现病史、既往史、家族史、过敏史、检查、诊断、处理等几部分，口腔科病历也包括这些内容。病人看完病后，都要看看医生写的什么，看看医生给自己下的什么诊断。可口腔科病历比较特殊，多数人看不懂。这是因为上面都是符号，这些符号可简化病历书写，节约病人就诊时间。目前全世界医师对于牙位的记录，共有四种方法：部位记录法、FDI 牙位记录法（也称数字标记法）、Palmer 记录法、通用编号记录法。这里着重介绍我国临床医生常用的部位记录法：

部位记录法以两条相互垂直的直线将牙弓分为 ABCD 四个象限。竖线代表中线，以面部正中线为准，将牙弓分为左右两部分；横线代表𬌗平面，横线以上为上颌牙，横线以下为下颌牙。A 为右上区，B 为左上区，C 为右下区，D 为左下区。乳牙用罗马数字 Ⅰ～Ⅴ 表示，恒牙用阿拉伯数字 1~8 表示。

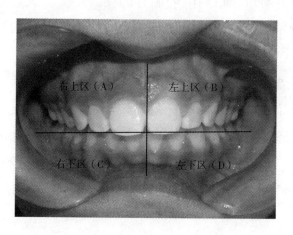

牙齿分区

	A				B					A				B		
Ⅴ	Ⅳ	Ⅲ	Ⅱ	Ⅰ	Ⅰ	Ⅱ	Ⅲ	Ⅳ	Ⅴ	8 7 6 5 4 3 2 1				1 2 3 4 5 6 7 8			
Ⅴ	Ⅳ	Ⅲ	Ⅱ	Ⅰ	Ⅰ	Ⅱ	Ⅲ	Ⅳ	Ⅴ	8 7 6 5 4 3 2 1				1 2 3 4 5 6 7 8			
	C				D					C				D		

乳牙部位记录法　　　　　　　　　　恒牙部位记录法

7　看牙能传染疾病吗？

口腔门诊是疾病传染的高发场所。看牙过程中，有多种途径会让一个原本健康的人染上疾病。

首先，治疗牙齿是在口腔里进行，而口腔是人体微生物寄居最多的地方之一；其次，看牙过程中，由牙钻、气枪、超声波洁牙机等形成的飞沫可悬浮于空气中很长时间，整间诊室都可以成为一个污染源；最主要的是看牙过程中大多数病人会出血，一些以血液为媒介传染的疾病通过医护人员的手套、治疗器械等很容易造成病人之间、医患之间的交叉感染。没有经过严格消毒的牙钻已经成为口腔门诊疾病传染的主要途径。

口腔门诊常见的传染性疾病有乙型肝炎、疱疹、结核、梅毒、艾滋病等。医务人员和病人都有被传染的可能。这么说来，看牙岂不是很可怕吗？大家不要被吓着，只要控制好传染源，就不会传染上疾病。

如何让传染几率降到最低呢？首先看牙一定要选择具有严格消毒条件的医院，如果不能做到"一人一钻"、"一人一治疗盘"以及诊室整体环境的消毒，疾病交叉传染的几率将大大提高。另外到医院就诊最好选择身心状态较佳的时候，因为这时人体的抵抗力较强，机体能将一些微弱的传染源消除。

8　口腔内有多少种微生物？

人类的口腔是一个非常复杂的生态环境，健康人的口腔中包含大量的微生物，种类超过 500 种，如细菌、病毒、真菌、螺旋体、支原体和原虫等。其中细菌的含量和种类最多，每毫升唾液中含有 1 亿多个细菌。正常情况下各种微生物之间以及微生物和宿主口腔之间处于一个生态平衡状态，彼此相安无事。但是当宿主的体内、外环境发生变化时，就可导致口腔内的菌群失调，某些细菌过度繁殖，生态平衡被打破，导致口腔疾病。

龋病、牙周病、口腔黏膜病等都是口腔菌群间生态平衡失调所致。龋齿是宿主、细菌、食物中的糖相互作用所导致的牙体硬组织的疾病。当宿主口腔内环境发生改变，牙面上聚集的细菌增加，使牙面微生态发生明显变化，变形链球菌等致龋菌的数量增多，如此时摄入大量蔗糖，这些产酸的细菌就可酵解蔗糖，产生大量有机酸而致牙釉质脱钙，形成龋洞。牙周病是口腔龈下牙菌斑生态失调所引起的，表现为细菌组成的改变和数量的增加。另外，一些口腔黏膜病如白色念珠菌病等就是口腔内菌群失调，白色念珠菌的大量增殖引起的。

影响口腔微生物群的因素很多，口腔卫生、饮食、唾液的酸碱值（pH）等均可以改变口腔微生物的组成和数量。口腔卫生不良者，牙菌斑量和细菌量增多，特别是厌氧菌及腐败性细菌增多，而刷牙、漱口等口腔卫生措施则可使口腔内的细菌总量减少；高蔗糖饮食可使致龋性很强的变形链球菌数目明显增加；牙菌斑的 pH 下降，有利于耐酸菌的生长。另外宿主的全身状况如免疫、内分泌、全身疾病、唾液分泌及口腔疾病等均可以影响口腔微生物的组成定居和相互关系。

9 如何选择牙刷？

有些人到了商场，看见货架上琳琅满目的牙刷，不知如何选择。

有人认为什么样的都可以，这种想法是不正确的。牙刷不适宜，牙齿便刷不干净，口腔卫生便不好，就容易发生龋齿、牙龈炎、牙周炎等。这里告诉大家一些选择牙刷的常识。

牙刷分通用型和特异型两种，我们首先介绍通用型牙刷。

首先应根据年龄和口腔健康状况选择牙刷。

其次要考虑刷头的大小、刷毛的硬度、刷毛的材质、刷毛顶端的形状、刷头与刷柄的角度等。

牙刷头的大小：通用型牙刷按年龄分三种——幼儿、少儿、成人。幼儿牙刷最小，刷头长不超过1.8厘米，宽不超过0.9厘米，毛束高不超过0.9厘米。成人牙刷最大，美国牙科协会规定，成人牙刷头的长度应为2.5~3厘米，宽度为0.8~1厘米，有2~4排刷毛，每排5~12束刷毛，牙刷头前端应为圆钝形。

刷毛的硬度：通常分为软性、中性、硬性三种，大多数人选择使用中性硬度的牙刷比较适宜。太软起不到清洁牙面的作用，太硬又容易伤害牙齿及牙龈。

刷毛的材质：目前市场上销售的牙刷，刷毛材质多为尼龙的。尼龙刷毛的弹性、均匀性及硬度都优于鬃毛牙刷，更有利于口腔保健。

刷毛的顶端：每根刷毛的顶部应做磨毛处理，呈圆钝形的，不能有锐角，以避免刷牙时损伤牙齿与牙龈，并起到按摩牙龈的作用。

刷头与刷柄的角度：目前市场上销售的牙刷有直线型和角度型两种。直线型的刷牙时比较有力，有角度的牙刷对后牙清洁效果较好，此角度以17°~20°为宜。

成年人生长发育已停止，口腔大小固定，不再发生改变，可依据上述介绍选择牙刷。而儿童的情况则比成年人略复杂，需给予较多的关注。

从幼年到少年，随生长发育，口腔逐渐的由小到大，牙齿也从无到有，之后，又从乳牙逐渐替换为恒牙。为适应口腔的变化，相关研究机构和厂家生产了适用于不同年龄段的儿童牙刷。这些牙刷按年龄段的增加，刷头由小到大，刷毛由软渐硬。家长可根据孩子的年龄和体型，选择适合自己爱子爱女的牙刷。通常体型大于实际年龄的孩子，可选择大于实际年龄段的牙刷，反之，体型小于实际年龄的孩子，可选择小于实际年龄段的牙刷。

目前市场上销售的还有具有特殊功能的特异型牙刷：有牙间隙刷、牙龈按摩牙刷、正畸专用牙刷、电动牙刷、光能电离子牙刷等。

牙周病病人或是年龄比较大的人，因其牙龈萎缩，牙间隙增加，除使用一般的牙刷外，还应选择使用牙间隙刷，或选择使用牙刷头略窄，刷头前部的毛束较长的牙周病专用异型牙刷。

仅有两排刷毛的牙刷，是用来按摩牙龈的，可选择使用。

外侧两排刷毛比中间两排刷毛长的，呈 V 形或 U 形的牙刷，是专门供正在进行牙齿矫正的人群使用的，这种牙刷不仅可刷清牙面，而且还可清洁矫治器上的食物残渣。

对于手功能有障碍的人群，可选用电动牙刷，以帮助清洁牙齿。

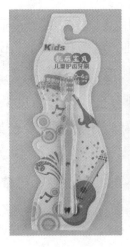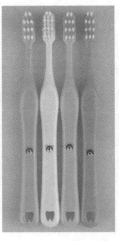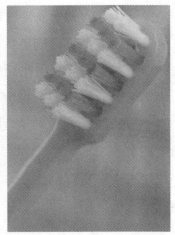

0~6 岁儿童牙刷

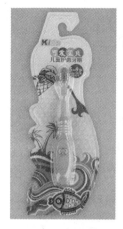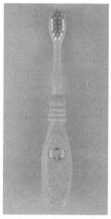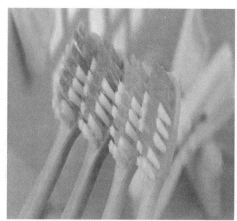

5~9岁儿童牙刷

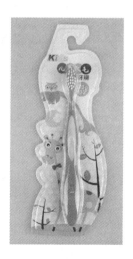

8~12岁儿童牙刷

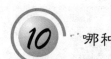

10 哪种牙膏适合您？

到商场选择牙膏，和选择牙刷一样，应该做到心中有数，选一种最适合自己的。可是多数人不知道如何选择牙膏。

我们先了解一下牙膏的组成和作用。牙膏是复杂的混合物，是由粉状摩擦剂、湿润剂、表面活性剂、黏合剂、香料、甜味剂及其他特殊成分构成的具有摩擦、去除菌斑、抛光清洁牙面和保持口腔清爽的作用。

目前市场上牙膏种类繁多，可归纳为两大类——普通牙膏和药物牙膏。

（1）普通牙膏：具有一般牙膏共有的作用，主要成分包括摩擦剂、洁净剂、湿润剂、防腐剂、芳香剂。如果牙齿健康情况较好，选择普通牙膏即可。

（2）药物牙膏：在普通牙膏的基础上加入了一定量的药物，刷牙时牙膏到达牙齿表面或牙齿周围环境中，通过药物的作用，减少牙菌斑，从而起到预防龋病和牙周病的作用。目前药物牙膏已在全世界广泛应用，我国也不例外。要选对药物牙膏，就要知道各种药物牙膏的特点。

1）氟化物牙膏：氟作为一种坚固骨骼和牙齿的物质，一直被世界卫生组织推荐使用来预防龋齿，但同时氟也是一种有毒物质，如果人体吸收过多会引起氟中毒，特别是4岁前的儿童不宜使用，因其可能被吞入胃中。其实，在不同地区的生态环境中，氟的含量本身就有高有低，所以，含氟牙膏并不是人人都适用，高氟地区6岁以下的儿童最好不要使用含氟牙膏。

2）防过敏牙膏：该牙膏中含有硝酸钾或氯化锶等脱敏成分，对吃冷、热、酸、甜等可引起牙齿疼痛者，也就是牙本质过敏者有一定的缓解作用。因此，牙本质敏感的人可选用这种牙膏。老年人牙齿磨耗大，易敏感，可以适当使用脱敏牙膏。

3）消炎牙膏：在普通牙膏的基础上，加入了某些抗菌药物以消炎抗菌、抑制牙结石和菌斑的形成，起到改善口腔环境、预防和辅助治疗牙龈出血、牙周病的作用。常见的是洗必泰牙膏，洗必泰是一种广谱抗菌药物，具有较强的抑菌作用，使用安全，无明显副作用。但有报道，某些人长期使用可导致牙齿染色、变黄。

此类牙膏最好不要长期使用，某些人会导致口腔内正常菌群失调，应一到两个月更换一次。

4）中草药牙膏：是在普通牙膏的基础上添加了某些中草药，具有清热解毒、消炎止血的功效，对防治口腔疾病、缓解牙龈炎症有一定辅助作用。

5）含盐牙膏：盐本身有杀菌消炎的作用，适合大多数人群。

6）增白牙膏：这类牙膏中含有过氧化物或羟磷灰石等药物，采用摩擦和化学漂白的原理去除牙齿表面的着色，起到洁白牙齿的作用。

其实药物牙膏也有其不利的一面。刷牙时牙膏在口内不能保持太长时间，即被漱出，使药物难以在短时间内发挥药效。牙膏中所含的药品，常因放置时间久而发生其他化学变化，失去原有的药效；有效药物又常因带有异味而不宜放入牙膏中；此外还有药物耐药性的问题。药物牙膏是一种良好的设想，但要真正达到预防口腔疾病的效果还需要深入研究。

因此，面对众多的牙膏品种，不要盲目轻信产品说明，最好根据自己口腔的实际情况选择合适的牙膏。

11　怎样正确刷牙？

正确的刷牙不但能有效地清除口腔内的食物碎屑、软垢和牙菌斑，还可以起到按摩牙龈，促进牙龈的血液循环，增进牙龈健康的作用。刷牙是有学问的，并不是随便刷两下就能达到上述目的的。如果选择了错误的刷牙方法，像拉锯式的大力横刷，不仅不能刷干净牙齿，达不到预防龋齿、保健牙龈的目的，反而会损害牙齿和牙周组织的健康，导致牙颈部形成一条倒三角形的沟（医学上称为楔状缺损），或引起牙龈萎缩。因此建议大家选择正确的刷牙方法，大致有以下几种：

（1）生理刷牙法：适用于口腔健康状况良好的人。将牙刷毛与牙面接触，牙刷毛顶端指向牙冠方位，然后沿牙面向牙龈轻微拂刷以产生摩擦。这种方法能清洁牙面、刺激牙龈组织的血液循环，增进牙周组织健康。

（2）旋转式刷牙法：适用于口腔健康状况正常或稍差的人。是从牙龈往牙冠方向旋转刷牙法。刷前牙唇侧面（即外面）、后牙颊侧面（即外面）和后牙舌腭侧面（即里面）时，牙刷毛束的尖端指向牙龈（上牙朝上，下牙朝下），牙刷毛与牙面呈 45°角。将牙刷朝牙冠方向做小环形旋转运动。顺牙缝刷洗，即可将各个牙面刷干净。刷前牙舌腭面（即里面）时，牙刷毛束尖直接放在牙齿的舌腭面，刷上牙牙刷向下拉，刷下牙牙刷向上提，刷后牙咬合面时将毛束放在咬合面上，前后来回刷。

（3）巴斯刷牙法：适用于牙龈乳头萎缩，牙间隙增大，口腔健康状况较差的人。洗刷唇舌面时，刷毛与牙面呈 45°角，刷毛尖指向牙龈方向，使刷毛进入龈沟和邻间区、部分刷毛压于龈缘上作前后向短距离来回颤动 15~20 次。刷牙面时，刷毛紧压在牙面，使毛端深入裂沟区作短距离的前后向颤动。这种方法由于清洁能力较强，克服了拉锯式的横刷法的缺点，而变为短横刷，能有效地除去颈部及龈沟内的菌斑，按摩牙龈，还可避免造成牙颈部楔状缺损及牙龈萎缩。

大家可根据自己的口腔状况和习惯，选择合适的刷牙方法。可单独选一种，也可混合使用。但是，无论选用哪种刷牙方法，都应将牙齿的三个面刷到——唇颊面（即外面）、舌腭面（即里面）、咬合面（即上面）。有些人只刷外面，不刷里面，这对牙齿健康是不利的。

刷完牙后牙刷怎样放置呢？有些人将牙刷随手插在牙杯中，不分刷头、刷柄。希望大家每次刷完牙，将牙刷洗净，刷头朝上放入杯内，置于通风干燥处。如果刷头朝下，容易滋生细菌。建议 1~3 个月更换一把新牙刷，如发现刷毛散开、变曲、倾斜，应及时更换。

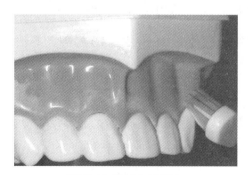

刷毛 45°轻插入牙龈沟

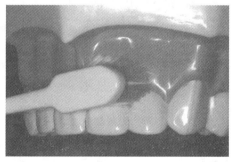

牙刷水平颤动

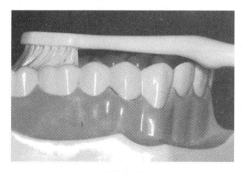

刷咬合面

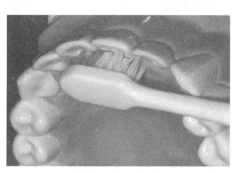

刷腭侧面

每天应刷几次牙？每次应刷几分钟？

针对这个问题希望大家记住"3-3-3 原则"：即每天刷 3 次牙，每次刷 3 分钟，每次在饭后 3 分钟之内刷牙。

当然，晚上刷牙一般要求睡前刷，刷了以后就不要吃任何东西了，特别是黏的、甜的和带有酸性的食物。因为在夜间入睡后，口腔咀嚼与语言活动停止，我们的唾液分泌也大大减少，造成口腔自洁功能减弱，细菌会很快发酵和滋生，若睡前不刷牙或没刷干净牙齿的话，白天进食后留下的食物碎屑与残渣就会积存于齿缝和牙齿的窝沟内，存留在口腔里的东西就成了细菌繁衍滋生的温床了。

有些人会问：是不是一定要一天刷三次牙？大人白天上班，孩子上学，中午没条件啊！笔者认为，如不能坚持以上原则，至少要做到"早晚刷牙，饭后漱口"。每次刷牙不少于 3 分钟，饭后认真漱口，也可以达到清洁口腔及菌斑的目的。

为了保证刷牙 3 分钟，可用计时器掌握时间。

 儿童几岁开始刷牙？能用成人牙膏吗？

有的家长认为乳牙无需保护，因为将来总要替换的，这种想法是错误的。

牙齿的保护应该从婴幼儿开始，宝宝6~7个月时开始萌出牙齿到2岁半左右乳牙基本出全，在这一时期如果不好好刷牙，龋齿的患病率会很高，大多数儿童很难配合牙医治疗，严重未治疗的龋齿还会影响恒牙的健康萌出。

儿童刷牙大致可以分为三个阶段：

第一阶段：手指擦牙，家长刷牙。这一阶段是从宝宝长出两颗乳牙开始，不需要使用常规的牙刷、牙膏，家长可用指套式牙刷或一小段医用纱布缠到右手食指上，蘸湿凉开水在宝宝牙齿上来回擦拭，因宝宝这一时期牙齿上只有很少的食物残渣，只需在宝宝晚上睡觉前擦拭1~2分钟即可。

第二阶段：儿童刷牙，家长协助。这一阶段是宝宝2岁左右，口内有12~16颗牙齿，可以选择用小头、软毛的牙刷开始刷牙，同时选用水果味的低氟儿童牙膏，增加宝宝对刷牙的兴趣，牙膏用量以绿豆大小为宜。刷牙方法参照成人方式，一开始由家长完成，慢慢地家长手把手教宝宝完成，一天刷牙2次（早、晚各一次），每次刷牙2~3分钟。慢慢培养儿童早晚刷牙的好习惯。

第三阶段：儿童刷牙，家长监督。这一阶段是宝宝4~5岁时，这时该培养宝宝独立刷牙的能力了，刷牙方式、牙刷、牙膏同第二阶段，牙膏用量可选择黄豆大小，刷牙3~5分钟，此阶段家长一定要监督宝宝刷牙，确保刷牙方法的正确性与刷牙时间的充足性，偶尔仍需帮助宝宝刷牙，起到彻底清洁牙齿的作用。

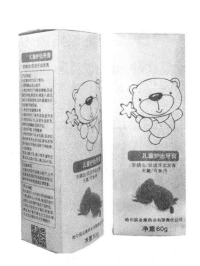

儿童牙膏

总之，儿童刷牙习惯的养成非常重要，有的宝宝因刷牙不舒服会产生抗拒，那么，从手指擦牙阶段开始就要让宝宝坚持每天清洁牙齿，成人协助宝宝刷牙时动作要轻柔，尽量不要弄疼宝宝。成人还可以教宝宝一些刷牙的儿歌，引导宝宝玩好刷牙"游戏"，让宝宝开心刷牙、喜欢刷牙。

愿每一个宝宝都能拥有一口洁白而健康的牙齿！注意用儿童牙膏，一定不能用成人牙膏，因为成人牙膏的成分、含量与儿童的不同，尤其含氟牙膏中含氟量较高，宝宝长期误吞有可能引起氟中毒，产生"氟斑牙"、"氟骨症"等疾病。

 产妇能刷牙吗？产妇应该怎样刷牙呢？

经常有老人告诫产妇"坐月子"期间千万别漱口刷牙，否则会引起牙齿过早脱落，情况真的是这样吗？实际上，产妇更应该注意漱口、刷牙，保持口腔卫生。这是因为：

（1）女性妊娠期间内分泌发生很大变化，常可导致妊娠期龈炎，牙龈红肿、出血，甚至妊娠性牙龈瘤。产后若不注意口腔卫生，炎症必然会加重。

（2）产妇多为一日多餐，夜间也有加餐，食物多甜软而富有营养，这些食物是细菌定植的温床，生产后产妇身体抵抗力下降，此时若不认真地漱口刷牙以清除牙面及牙缝中的食物残渣，则很容易发生龋齿、牙龈炎、甚至急性猖獗龋、急性牙周病等病变。

（3）产妇"坐月子"一般不活动，睡得多。睡眠时唾液分泌量相对减少，唾液对牙齿的冲洗作用也减弱，牙齿的自洁作用下降，也容易发生龋齿。

产妇刚生产后身体极度疲乏，此时可用淡盐水、温水漱口。一旦体力恢复，能够下床活动，就应恢复刷牙，清除口腔的食物残渣。刷牙时不要使用凉水，应用温水。要选用软毛牙刷以免损伤牙龈。

15 漱口有什么好处？能代替刷牙吗？

（1）漱口是一种简便易行的保持口腔卫生的好办法。它能除去口腔内的食物残渣和部分软垢，减少口腔内细菌的数量，还能够清新口气，对于保持口腔清洁，预防牙齿疾病大有益处。

漱口水分为保健性和治疗性两大类。

保健性漱口水一般口感比较舒适，主要成分是口腔清新剂，用于去除口腔异味、口臭。无需特殊指导，使用人群也无限制。

治疗性漱口水含有洗必泰、复合碘剂、中药等消炎、杀菌的药物成分，不可以随便使用。因为健康人的口腔里也存在一些正常菌群，长期使用具有杀菌效果的药物漱口水，就会导致某一种类的细菌被过度抑制，从而导致口腔内菌群失调，反而不利于口腔健康。因此，药物性漱口水需要在医生的指导下有选择地使用，尤其不能自行长期使用。

（2）漱口不能代替刷牙。近年来，随着人们口腔保健意识的增强，能够清新口气保护牙齿的漱口水受到越来越多人的青睐。有些人为了取得更好的保健效果，长期使用药物性漱口水，其实这是不对的。因为漱口是化学清洁，刷牙是物理清洁，就像用洗洁精之后还要刷碗的道理一样，漱口是无法替代刷牙的；另外，不管是治疗性还是保健性漱口水，都不宜像牙膏一样每天使用。

　　除以上两类漱口水之外，还可以采取水漱、盐漱、茶漱。清水漱口，可以清除食物残渣、牙齿软垢，还可以给牙齿、牙周组织以冷刺激，达到健齿的目的。水温因人而异，一般以冷水为佳。盐水可杀菌、消炎、去腐，有口腔炎症时可用淡盐水漱口。浓茶可解油去腻，爽口洁齿，清热解毒，有利于坚固牙齿。

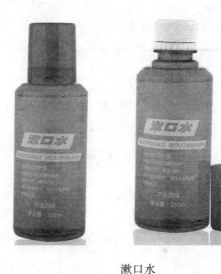

漱口水

 怎样漱口有益？

　　漱口的效果与漱口的时间、力量、次数有关。

　　漱口的最佳时间为刚刚进食后。此时漱口，可及时地把食物残渣从牙齿表面或牙缝里冲洗出来，以减弱口腔内细菌的生长繁殖并减少细菌的量。

漱口人人都会。将漱口水含在口内，闭上嘴，用力鼓动两腮与唇部，使漱口水充分与牙齿接触，并利用水的冲力反复地洗刷口腔各个部位，以清除掉存留在牙齿的窝沟、牙缝、牙龈、唇颊沟等处的食物残渣和软垢，使口腔内的食物残渣和细菌数量相对减少，从而达到清洁口腔的目的。每次含漱2~4口即可，含漱量因人而异。

漱口简单易行，尤其对上班族、上学族、中午刷牙不方便者，更应养成饭后漱口的好习惯。

17　用牙签剔牙好吗？

饭后用牙签剔牙好吗？有人赞成，有人反对，因为有人说牙缝越剔越大，不好。可为什么饭店餐桌上都摆放着牙签呢？

食物嵌塞对牙齿的危害很大。滞留的食物残渣会对牙龈产生刺激，如果嵌塞的时间较长，还会引起牙周组织发炎，而且嵌塞的食物会导致不适感。

用牙签剔牙能够清除牙刷、牙线清除不了的食物残渣和菌斑，例如有倒凹的牙面或根分叉的部位。这主要适合于牙龈乳头萎缩，牙间隙增大的那部分人群。

使用牙签前应仔细挑选，要求牙签表面光滑，没有毛刺，质地硬而有韧性。使用时动作应轻柔，以避免损伤牙龈。如果使用时动作粗鲁，将牙签尖用力压入牙间乳头区，就会损伤牙龈，久而久之，就会出现空隙，使之更容易嵌塞食物，周而复始，恶性循环，牙缝就越剔越大。

对于没有牙龈乳头萎缩，牙间隙未增大，只是偶尔嵌塞食物的人群，建议最好不要用牙签。因为毕竟剔牙对牙龈有一定的刺激，而且，我们所用的牙签是木制的，表面虽然经过抛光，但是如果用放大镜来观察，仍然可以看见牙签的表面有粗糙的突起，用这种牙签去除食物残渣，容易损伤牙龈，造成牙龈出血、发炎。再者，牙签的卫生状况不容乐观，经常看到饭店的服务员用手随意抓取牙签。据卫生部门检验，一根小小的牙签上"藏"着几万个细菌。如果不小心使用了消毒不严，附带着各种各样细菌、病毒的牙签，这些细菌病毒就会在牙缝与牙龈边快速定植，引起口臭、牙菌斑甚至牙龈炎等口腔问题。因此建议大家最好使用牙线清洁牙齿。

18 牙线怎样使用？

牙齿排列不齐的人，牙缝之间的食物残渣不易被牙刷清除，而且这个部位也是龋病、牙周病的好发部位，为及时清除食物残渣，避免龋病、牙周病的发生，建议使用牙线。

牙线是专用线，不可以用缝衣服的线代替。牙线分上蜡和不上蜡两种。上蜡的牙线略粗，有利于去除牙缝间的食物残渣和软垢；不上蜡的牙线略细，有利于去除牙菌斑。还有含氟的牙线可以预防龋病，含香料的牙线在清除食物残渣的同时可减轻口臭，清爽口腔。您可以自由选择。

牙线宜在饭后使用，正确的使用方法如下：

（1）抽出一段牙线（长 30～50 厘米），将线两端缠在左右手中指上。

（2）用食指与另一只手的拇指绷紧牙线，两指间的距离为 3～5 厘米。

（3）用缓和的拉锯式动作，将牙线拉入两牙之间，牙线轻轻通过两牙之间的接触点，使牙线紧贴在牙面上，上下内外牵动牙线，嵌塞的食物即可随牙线的移动而被带出。再把牙线紧贴牙面成"C"字形，缓和地从牙根向牙冠方向移动，即可清除附着在牙邻面上的牙垢和菌斑，每一个牙面要上下剔刮4~6次，直至牙面清洁为止。

（4）用拉锯式动作取出牙线后，漱口，以去除遗留下来的菌斑和食物残渣。

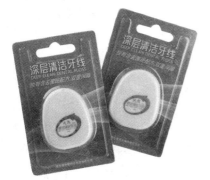
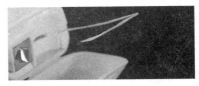

牙线

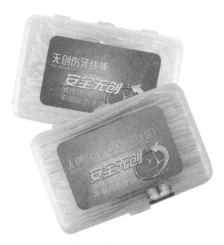
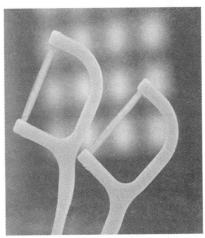

牙线棒

19 口腔需要定期检查吗？为什么要定期进行口腔检查呢？

答案是肯定的。定期进行口腔检查就是在没有口腔疾病或自己没有感觉到有口腔疾病的情况下，定期地到医院进行口腔健康检查，而不是发现自己已经有病了才去就医。一般来说，每隔半年或一年进行一次检查，孕妇可适当缩短间隔时间。

首先，口腔常见病如龋病、牙周疾病等多属于慢性病，早期症状不明显，容易被人们忽视，如果通过定期检查就可以早发现、早诊断、早治疗。例如：龋病在波及牙本质深层之前，没有任何不适症状，病人也不易发现这样的小龋洞，只有定期检查，医生才能够发现浅龋和中龋，及时进行充填，一次就可以完成治疗。但是如果病人等到有了疼痛的症状再去就诊，常常是龋洞已经波及牙髓，除了给病人的生活和工作带来不便外，治疗花费的时间、费用以及就诊次数也都增加了许多，而且如果龋损破坏严重，还不得不拔除患牙，造成牙齿缺失。颌面部的肿瘤也可以通过定期检查早期发现。

其次，有些全身性疾病的早期会在口腔有所表现，许多全身性疾病常可通过口腔健康检查发现，为疾病的早期诊治提供帮助。如铅中毒时在牙龈的唇颊舌侧的边缘上，有宽一毫米左右的灰蓝色线条；血液系统疾病常早期出现牙龈出血；某些肿瘤无任何不适时，下颌下淋巴结就已肿大等。

另外，定期检查可以在医生的帮助下了解自己的口腔健康状况，进行保健咨询，获得更多的口腔保健知识，学会正确而有效的自我口腔保健方法。

综上所述，定期进行口腔检查是维护口腔健康及全身健康的重要措施之一。

 妊娠期女性口腔为什么保健？如何保健？

妊娠期是个特殊的生理期，一方面，妊娠女性内分泌发生变化；另一方面，孕妇需要增加营养，摄食次数增加，摄食量增多，除了一日三餐外，还会增加水果、点心等。这样，在给自己补充营养的同时，也给口腔内特别是牙齿上的细菌提供了营养，口腔细菌定植旺盛，细菌的代谢产物增加，这些酸性的代谢产物会导致口腔疾病，如龋齿、妊娠期龈炎等。所以，孕妇除了在妊娠前应进行牙周洁治，清除牙结石，保持牙龈健康外，妊娠期间还应经常进行口腔清洁维护：每次进食后注意漱口，一日三次刷牙，尽可能地消除牙菌斑、软垢等，保持良好的口腔卫生状况，消除细菌滋生的环境，这是最有效的预防口腔疾病的措施，也是最好的自我保健方法。

同时配合使用牙线及时清除牙齿邻面和间隙内的牙菌斑和嵌塞的食物；注意纠正不良习惯，如张口呼吸、偏侧咀嚼习惯、偏食精细食物、睡前进食、妊娠期间不刷牙等；对原先口腔内的不良修复体进行必要的修改，如不合适的义齿、不合适的龋齿充填物、牙冠套等；对于出现食物塞牙的部位，通过调殆或对龋洞充填来恢复牙齿邻接关系，这一点应该请医生来帮忙。

要坚持自我叩齿、牙龈按摩，促进牙龈血液循环，使牙龈始终处于健康状态。多吃蛋白质、维生素含量丰富的食物；加强锻炼，提高全身抵抗力。

妊娠期间一旦出现牙龈红肿、出血，就应及时找医生进行检查、治疗。医生会采用对胎儿无影响的方法进行治疗，如去除牙结石、牙菌斑，局部涂碘甘油，用温热的淡盐水漱口等，这些都不影响胎儿的正常生长发育，孕妇大可放心。

21 婴幼儿口腔如何保健？

婴幼儿口腔健康是一生健康的基石，父母应充分认识到婴幼儿口腔健康的重要性，让孩子在生命早期建立起良好的口腔卫生行为习惯是每一个父母的责任。那父母们应该怎样做呢？我们给年轻的父母们五点建议：

（1）幼儿牙齿发育期间，应加强营养，注意补钙，确保牙齿发育良好，这可以降低龋齿的发生率。

（2）哺乳时注意哺乳姿势，左右轮换喂奶，以免影响婴儿颌面部的生长发育。人工喂奶注意不要让婴儿含着奶嘴睡觉，以避免形成"奶瓶龋"。

（3）乳牙萌出后应注意口腔卫生，在哺乳后和每天晚上，母亲可用手指缠上消毒纱布轻轻擦洗牙和牙龈部。在进食后，给孩子喂少量温开水，用以清洁口腔。

（4）儿童3岁左右时就要教会其自己刷牙，并给予指导、监督，培养良好的口腔卫生习惯。

（5）定期进行口腔健康检查，预防龋病。上下第一、二乳磨牙的咬合面必要时可去医院做窝沟封闭治疗，以达到防龋的目的。

学龄前儿童口腔如何保健？

学龄前儿童（3~6岁）的牙齿和口腔正处于生长发育的重要阶段和关键时期，保持和增进口腔健康必须从学龄前儿童抓起。

拥有健康完整的乳牙列才能够正常发挥咀嚼功能，保障恒牙和颌面部骨骼的正常生长发育，有利于孩子准确发音，引导恒牙正常萌出，使儿童获得健康并终生使用恒牙。龋齿俗称"虫牙"，是学龄前儿童最常见的口腔疾病，严重的龋齿可以危害乳牙列的健康完整。因此，如何有效地预防学龄前儿童龋病的发生，成为许多年轻父母非常关心的问题。我们将为父母们提供以下四个方面的建议，希望对年轻的父母有帮助。

（1）养成良好的饮食习惯：健康和良好的饮食习惯是口腔健康和全身健康的基础，儿童应注意平衡膳食，不挑食，鼓励孩子多吃蔬菜和新鲜水果等纤维含量高、营养又丰富的食物。这不仅有利于牙齿的自洁作用、不易患龋病，又有利于口腔颌面的生长发育，促使牙齿排列整齐，增强咀嚼功能。同时要注意限制多盐、多脂肪的食物和黏性大、清除慢、容易产酸的食物，如糖果和精制碳水化合物。营养需要不仅要从是否影响全身健康状况出发，还要结合口腔健康全面考虑。

（2）家长帮助和监督孩子刷牙：家庭保健对儿童口腔健康起着不容忽视的重要作用，从小养成良好的刷牙习惯，对孩子的一生都很重要。从3~4岁开始，孩子动手能力和四肢协调性明显增强，家长和幼儿园老师可以教儿童自己用最简单的"画圈法"刷牙，其要领是将刷毛放置在牙面上，轻压使刷毛屈曲，在牙面上画圈，每部位反复画圈5次以上，前牙舌侧需将牙刷竖放，牙齿的各个面均应刷到。家长至少每日帮孩子刷牙一次，最好是晚上，晚上比早晨更重要，直到上小学，这样才能保证刷牙的效果。

6岁左右儿童的乳牙开始脱落，恒牙逐渐萌出，此时可能发生疼痛、牙龈水肿、不舒服等症状，应及时找医生检查并处理。父母应继续帮助儿童维持早期建立的口腔卫生习惯，保护好新萌出的恒牙。

（3）局部用氟化物预防乳牙龋病：氟是人体正常代谢和促进牙齿与骨骼正常生长发育必需的微量元素。适量补充氟是儿童时期非常重要的预防措施。大量研究证实了牙釉质形成和矿化时期补氟有良好的防龋效果。含氟牙膏具有肯定的预防龋病的作用。学龄前儿童一般都会漱口，并把口腔内的异物吐掉，故可用儿童含氟牙膏刷牙，但每次用量为豌豆粒大小，并在家长或老师的监督指导下应用，以防误吞。切记不要给孩子使用成人牙膏。另外，可在医院和幼儿园接受由专业人员实施的牙齿涂氟，预防龋病。

（4）提倡学龄前儿童每6个月接受一次口腔健康检查：3~6岁是儿童龋病的高发期。该阶段牙弓开始生长变大，出现牙间隙，为换牙做准备，因此易造成食物嵌塞，引发邻面龋。龋病早期治疗时间短、痛苦小、效果好、花费少，所以提倡学龄前儿童每6个月接受一次口腔健康检查。医生将提供有针对性的专业口腔健康指导，从而增强家长和孩子的口腔健康意识。

中小学生口腔如何保健？

中小学生（6~18岁）阶段是口腔疾病的高发期，恒牙易患窝沟龋并有逐年增加趋势，因此，预防龋的发生，早期发现、早期防治极为重要。中学生既处于易患龋时期，又处于龈炎发病的高峰时期，主要表现为牙龈出血与牙石，因此，预防与彻底清除牙菌斑与牙石，保持口腔卫生对促进牙周组织的健康十分重要。

同时这个时期是口腔健康观念与行为的形成期，所以口腔健康教育必须与学生所接受的普通教育同步进行，应使学生建立口腔健康的新观念。对不健康的行为进行早期干预，提高学生自我口腔保健的能力。针对这一时期的口腔特点，我们建议：

（1）学习口腔保健知识，提高认识，培养自我口腔保健能力。

（2）定期进行口腔健康检查。每年至少检查一次，做到早发现、早治疗。要特别强调，正确对待患病的乳牙，不能认为乳牙迟早要换就可以置之不理，因为乳牙病变不仅局限于乳牙，还能影响恒牙的萌出和颌面部的正常生长发育。

（3）学会正确的刷牙方法。选用具有小头、软毛和磨毛特点的保健牙刷，并做到饭后漱口，早晚刷牙，从小养成良好的口腔卫生习惯。

（4）及时去医院做窝沟封闭治疗以防龋齿。6岁涂布第一恒磨牙，12岁涂布第二恒磨牙。在专业口腔医生指导下，选择合适的氟化物防龋。

（5）合理饮食。少吃含糖的零食和易黏附牙齿的精细糕点，多吃纤维性食物，特别是多吃蔬菜和新鲜水果等纤维含量高、营养丰富的食物。吃零食后立即刷牙漱口，特别是在睡前刷牙之后，不再吃食物。

老年人口腔为什么保健？如何保健？

中国有一个传统的形容老年人的词——"老掉牙"，这个词导致了许多老年人误认为年龄大了掉牙是正常的现象。凡长寿的老人其口腔保健都是非常良好的。我们都知道口腔是消化系统的门户，大多食物都要经过牙齿的咀嚼，才容易消化吸收。人类靠食物增进健康，延年益寿。然而，人进入老年期（60岁以上），牙齿钙化增高，有机质减少，表现为牙齿磨损，牙龈退缩，牙槽骨吸收，牙齿患病、松动、脱落缺失。从而将食物囫囵吞咽，增加肠胃负担，影响了营养的吸收，这时要谈长寿也是惘然。由此看来，保护好牙齿有益于口腔健康，口腔健康有益于全身健康，而全身健康则有益于长寿。所以，老年人注意口腔卫生保健，才能延年益寿。那么我们怎样做才能起到预防牙齿过早脱落，尽可能发挥最大咀嚼效能的效果呢？下面我们就给老年朋友几点建议。

（1）每天早晚认真刷牙：刷牙方法要正确，即采用竖刷法或颤刷法，坚决改变横刷的习惯。每次刷牙最好3分钟，同时应配合使用其他口腔卫生辅助用品，如牙间隙刷、牙线等有效清除牙邻面间隙的菌斑。

（2）佩戴设计合理的义齿（俗称假牙）：一般老年人口腔内大都戴有义齿，如果义齿设计不合理，容易造成其他固位牙齿的过早松动甚至脱落，所以我们建议在就诊前，应选择有专业资质的医生进行专业的诊断、设计、治疗和镶牙。

（3）注意义齿的清洁：戴义齿的老年人在唾液中和义齿上均可发现较多的病原菌，若不注意义齿的清洁，常可导致口腔黏膜的损害和全身感染的危险。所以，戴义齿的老年人在晚上临睡前应取下义齿，清洁后泡在晾凉的开水或配置好的义齿清洁液中，这样有利于口腔卫生。

（4）注意营养平衡食品的选择：老年人由于牙齿丧失较多，虽然已做了义齿修复，但牙齿的功能并不能完全恢复，咀嚼效率不高，对食物的喜好亦发生变化。再加上口腔组织老化，味觉和消化功能下降，摄取营养不平衡的情况容易发生。因此，应根据机体的需要，合理安排每天的饮食内容，保持营养平衡，保持骨组织和牙龈的健康。

（5）定期进行口腔检查：牙周病和龋齿是老年人较常发生的疾病，必须定期做口腔检查，最好每半年一次。为防治牙颈部龋损的发生，应选用含氟牙膏刷牙，也可以局部使用氟化物涂布、氟化物漱口；为控制牙周疾病的发生，要定期进行洁治，去除牙菌斑和牙石。对已发生的龋病、牙周病以及牙列异常、牙槽黏膜形态异常等，都应积极做相应的治疗。

25　残疾人口腔如何保健？

WHO 对残疾人的定义是，由于先天原因，或因为年龄、疾病、意外事故，使其身体或精神的完好性发生短暂或永久性损害，影响生活自理、学习或就业能力者。

他们作为一个特殊的社会群体，像正常人一样，也有着提高生活质量的需求，而牙与口腔健康是残疾人最基本的生存与生活需求之一。但由于自身的残疾，丧失了部分或全部的口腔保健能力，他们的口腔卫生状况普遍较差，因此，他们的口腔健康更需要家庭、医疗保健机构、社会的关心与照顾。那我们能为残疾朋友做点什么呢？

（1）早期口腔卫生指导：应给予残疾人必要的口腔卫生指导和帮助，同时指导监护者，使其学习并掌握口腔卫生清洁的具体方法；对于有生活自理能力的残疾人，应指导其刷牙；对于缺乏生活自理能力的残疾人，亲属或护理人员应在每餐后帮助其清理口腔，每天帮助其刷牙 1~2 次。

（2）口腔保健用品选择：根据残疾的程度和病人的自理能力，选择清洁口腔的适宜方法和用品，如牙刷、牙线、牙线夹持器、牙签、开口器等。若有改良牙刷、电动牙刷和水冲洗装置也可应用。

（3）适当使用氟化物：在可能的条件下，应选用一种局部用氟方法，如含氟牙膏刷牙，含氟漱口水漱口。或由专业人员定期使用局部涂氟措施，如含氟涂料、含氟凝胶与含氟泡沫均可起到防龋作用。

（4）尽早窝沟封闭：窝沟封闭用于发育性残疾儿童预防龋病效果比较好。应用的原则与其他儿童相同。

（5）减少糖与甜食摄取：限制摄入糖与甜食，只在一日三餐时食用，以减少酸的形成对牙釉质侵蚀的可能性，达到防龋的效果。对残疾人可适当使用甜味剂。

（6）定期口腔健康检查：亲属或护理人员应适时带残疾人进行口腔健康检查，由口腔专业人员定期为其提供检查、洁治、局部用氟、健康教育与适当治疗等服务。至少每半年到一年检查1次，发现问题一定要及时处理。

26　哪一天是爱牙日？主题和中心口号分别是什么？

口腔卫生是人体健康的一个重要环节，口腔健康问题已是当前全球关注的问题，而国人的口腔保健意识较差，需要大幅度提高。在我国，平均每个孩子有 4.56 颗坏牙，根据第二次全国口腔健康流行病学调查显示，我国成人的恒牙患龋率为 49.88%，儿童的乳牙患龋率为 76.55%。世界卫生组织已把龋病列为仅次于癌症、心脑血管疾病的第三大顽疾。

为提高口腔保健意识，1989 年，由国家卫生部、全国爱卫会、国家教委、文化部、广电部、全国总工会、全国妇联、共青团中央、全国老龄委九个部委联合签署，确定每年的 9 月 20 日为全国爱牙日。其寓意是希望每个人，活到 90 岁时，口腔内还存留 20 颗牙齿，人长牙久，陪伴终生。

我国的龋病、牙周病病人众多，而口腔保健的人力、物力、财力十分有限，因此，解决牙病问题的根本出路在于预防。建立爱牙日是加强口腔预防工作，落实预防为主方针的重要举措。

该活动的宗旨是通过爱牙日活动，广泛动员社会的力量，在群众中进行牙病防治知识的普及教育，增强口腔健康观念和自我口腔保健的意识，建立口腔保健行为，从而提高全民族的口腔健康水平。

自 1989 年爱牙日公布至今，已有 25 个年头，每年一个主题、一个口号：

1989 年主题——刷牙与口腔卫生，中心口号——人人刷牙，早晚刷牙，正确刷牙，用保健牙刷和含氟牙膏刷牙。

1990 年主题——通过口腔健康增进全身健康，中心口号——爱牙、健齿、强身。

1991 年主题——儿童与口腔保健，中心口号——爱护牙齿，从小做起。

1992 年主题——爱牙、健齿、强身，中心口号——爱护牙齿，从小做起，从我做起。

1993 年主题——爱牙、健齿、强身，中心口号——天天刷牙，定期检查。

1994 年主题——关注口腔卫生，中心口号——健康的生活需要口腔卫生。

1995 年主题——氟与口腔健康，中心口号——适量用氟，预防龋齿。

1996 年主题——饮食习惯与口腔卫生，中心口号——少吃含糖食品，有益口腔健康。

1997年主题——口腔卫生与龋病、牙周疾病的预防，中心口号——愿健康的牙齿伴你终生。

1998年主题——口腔健康与社会文明，中心口号——健康的牙齿，美好的微笑。

1999年主题——老年人口腔保健，中心口号——不分年龄，人人享有口腔健康。

2000年主题——避免牙齿损伤，中心口号——善待牙齿。

2001年主题——吸烟与口腔疾病，中心口号——吸烟有害口腔健康。

2002年主题——关注牙周疾病，中心口号——预防牙周疾病，维护口腔健康。

2003年主题——关注牙周疾病，中心口号——有效刷牙、预防牙周疾病。

2004年主题——口腔健康与生命质量，中心口号——促进口腔健康，提高生命质量。

2005年主题——孕妇口腔保健，中心口号——关注孕妇口腔健康。

2006年主题——幼儿口腔保健，中心口号——关爱婴幼儿口腔健康。

2007年主题——口腔健康促进，中心口号——面向西部、面向儿童。

2008年主题——关注中老年人口腔健康，中心口号——健康的牙齿是幸福晚年的保证。

2009年主题——维护口腔健康，提高生命质量，中心口号——爱牙护齿保健康，生命质量有保障。

2010年主题——关注儿童口腔健康，中心口号——窝沟封闭，保护牙齿。

2011 年主题——健康口腔，幸福家庭，中心口号——呵护孩子，预防龋齿。

2012 年主题——健康口腔，幸福家庭，中心口号——关爱自己，保护牙周。

2013 年主题——健康口腔，幸福家庭，中心口号——关爱老人，修复失牙。

（许　涛　范存晖　杨　茜）

第二章 口腔内科

27 什么是龋齿？龋齿就是虫牙吗？

龋齿，是龋病的俗称，也就是人们常说的虫牙、蛀牙，是人类常见病多发病之一，世界卫生组织将其与癌症、心脑血管疾病并列为危害人类的三大疾病。

龋齿是发生在牙齿硬组织的一种慢性进行性破坏性疾病。早期仅表现为牙齿表面颜色的改变，通常为白垩色，若发生了外来色素沉着则为黄褐色或棕黄色，表面粗糙、变软。随着龋病进一步发展，牙齿最坚硬的保护层——牙釉质（又称珐琅质）被破坏，牙齿出现黑洞。早期的龋损仅波及牙釉质或其内部的牙本质浅层，称为浅龋，因病人无任何疼痛不适，常常被忽略。

浅龋继续发展，病变向深层牙本质组织蔓延，龋洞由小变大，病人常常出现食物嵌塞及明显的冷热酸甜痛，但均为一过性表现，刺激去除，疼痛立即消失。此期的龋损称为中龋或深龋，多数病人在此期就诊。因病变较深，治疗时刺激痛明显，病人比较痛苦。

龋齿如果得不到及时的治疗，会波及牙齿深部的组织，从而引起牙髓炎、根尖周炎甚至颌骨的病变，严重影响病人的身体健康和生活质量。因此龋齿应早发现早治疗，防治结合。

28 龋齿是怎样发生的？ 与吃糖有关吗？

生活中经常会听到家长呵斥孩子：不要吃糖！吃糖多了会长蛀牙！吃糖真的会导致龋齿吗？

糖以及各种含糖食物，的确与龋齿的发生密切相关。它与细菌、宿主及时间并称为导致龋齿的四联因素。

龋齿究竟是如何发生的呢？

龋齿本质上是一种细菌引起的感染性疾病，细菌是龋齿发生的先决条件。细菌与唾液薄膜在牙面上形成牙菌斑，当口腔中有糖（尤其是蔗糖）存在时，糖迅速扩展到菌斑中，细菌将其分解为各种酸性物质；这些酸性物质导致牙齿局部 pH 值下降，造成牙面局部脱矿，引发龋齿。

那么有细菌和糖存在，是否就一定会导致龋齿呢？答案是否定的。宿主对龋齿的易感性是另一重要因素。宿主是指人体自身。宿主唾液的分泌量、成分，牙齿的结构、形态、位置以及宿主的全身健康状况、饮食习惯都会影响龋齿的发生发展。例如有的病人牙齿发育异常，存在深而窄的点隙窝沟，特别容易滞留菌斑和食物，这种牙齿就容易发生龋齿。

龋病是一种慢性进行性疾病，所以龋齿的形成还需要一个重要因素：时间。牙菌斑的形成，细菌酵解糖类产酸，局部的低 pH 值导致牙齿脱矿，这一系列过程都需要时间。我们可以用下图直观的描述引发龋齿的四联因素：

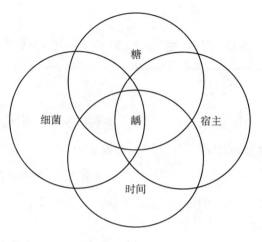

引发龋齿的四联因素

 龋齿能预防吗？

龋齿完全可以预防，我们建议从以下几点做起：

（1）保持良好的口腔卫生是预防龋齿的关键：保持良好的口腔卫生，最简单有效的方法就是刷牙。孩子从什么时候开始刷牙合适呢？许多家长认为是孩子牙齿长齐之后，或者恒牙完全萌出之后。其实从宝宝萌出第一颗牙齿开始，就需要刷牙了。婴儿牙龈娇嫩，牙冠萌出高度不足，且配合能力差，家长可以使用硅橡胶刷牙指套（孕婴店有售）或者棉棒蘸清水清洁牙面。随着宝宝的成长其配合能力增强，可以使用小头的婴幼儿专用牙刷蘸清水刷牙。孩子3岁以后，能够自主漱口，就可以使用儿童牙刷蘸儿童牙膏刷牙了。有效的刷牙要求每天至少早晚刷牙两次，每次不少于3分钟，不能遗漏牙面。

（2）养成良好的饮食习惯：减少孩子的摄糖量尤其是摄糖频率，多吃蔬菜和五谷杂粮；避免宝宝含奶嘴入睡，睡前不吃甜食，喝奶、吃零食后及时漱口等。

（3）加强口腔保健：包括妊娠期、婴幼儿、儿童时期的口腔保健和营养均衡，确保牙齿的健康发育，增强其抗龋能力。

（4）定期进行口腔检查：接受专业的防龋措施，包括氟化物防龋、窝沟封闭等。

 龋齿怎么治？早治还是疼了再治？

说起龋齿的治疗，人们就会想到"补牙"——医生用高速旋转的牙钻或锐利的挖匙去除已经腐烂的牙体组织，再选择合适的材料填入龋洞，恢复牙齿外形，医学上称之为龋齿充填治疗，是治疗龋齿最常用的方法。

许多人都有补牙的经历，且大多数人留下了痛苦的记忆——"补牙"很疼。实际上补牙之所以产生疼痛，是因为龋洞太深，接近牙神经，治疗时刺激痛明显。如果在龋病早期就诊，则刺激痛轻微甚至没有刺激痛，且龋洞较小，使更多的牙体组织能得以保留。对于一些尚未形成明显龋洞，或龋坏表浅的牙齿，可通过涂布药物的方法，使牙齿实现再矿化。

然而许多人认为牙齿只要不疼就不用管它，等疼了再到医院治疗；或者出于对牙医、牙钻的恐惧或其他原因，明知牙齿有洞，能拖则拖，直至生活受到明显影响才看医生。此时的龋齿，往往已经发展为深龋，龋洞距离牙髓组织很近，治疗过程痛苦；龋坏一旦波及牙髓组织（俗称露神经），则需进行更为复杂的根管治疗。因此对于龋齿，我们提倡早发现、早治疗。

 补牙疼吗？为什么要多次复诊？

龋洞形成后因为洞内壁有大量的脱矿的牙体组织和侵入的细菌，需要把这些病变组织清除掉，然后用牙科专用材料把缺损的牙体组织充填起来，俗称"补牙"。通过补牙来恢复原来的牙齿外形和功能。

目前最常用的清除龋坏牙体的工具是高速涡轮钻即"牙钻"，用牙钻把龋坏的组织去除掉，露出健康的牙体组织，这就意味着我们要切削到正常牙体。如果龋坏较浅仅限于牙釉质内，磨切牙体时就不会有不适的感觉。但是，龋坏一旦到达了牙本质层，切削时就会出现明显的酸痛症状。龋洞越深，意味着离牙髓越近，疼痛就会越重。所以，如果我们能够在龋坏较浅的时候就及时到医院就诊，那么我们将会拥有一次比较轻松愉快地补牙体验。已经有了深洞的朋友也不必因为害怕疼痛而不去就诊，医生会根据情况给你注射麻药，整个过程也可以做到无痛。

一般情况下，对于轻、中度的龋病，一次即可充填完成。但对于较深的龋洞因龋坏接近牙髓，医生在无法明确判断牙髓状态时可能会用一些安抚性的材料暂时充填，目的一是观察补牙后是否出现牙痛等不适反应，目的二是对于极接近牙髓的脱矿组织进行再矿化。如果您的牙齿龋坏太深以致出现牙髓的炎症反应即疼痛，那么治疗会更加复杂，一般需要2~4次才能把龋洞最终补上。

总之，龋病应以预防为主，定期（6个月）拜访口腔医师以做到早发现、早治疗。

32 补好的牙能用多久？

补好的牙能用多久受很多因素影响，包括补牙的时间、龋洞的深浅及形状、补牙材料的不同、是否彻底清除龋坏感染组织、补牙时有没有唾液进入洞内、消毒是否彻底等。这些因素对补牙的牢固性都会产生影响。

当龋坏发生在牙齿的咬合面，即牙齿表面的发育窝沟处，并且龋洞较浅且较小时，只要将牙齿的龋坏组织去除干净，消毒彻底，使窝洞干燥，使用硬度好的银汞合金或较好的树脂进行充填，这样补好的牙齿有可能终生使用。反之，若牙齿龋坏严重，龋洞过大、过深，形状不规则时，牙齿的充填物就容易脱落。此外，已做了牙髓治疗（俗称"杀神经"），或牙髓已坏死的牙齿没有血液供应，牙齿会变脆，这样的牙齿充填好后，如咬硬物，就可能引起牙齿的劈裂，补牙材料脱落，导致充填失败，甚至需要拔除该牙齿。

由此可见，补过的牙用的时间长短与多种因素有关，因此强调龋病早发现、早治疗，争取在龋病早期充填好牙齿，才能达到最佳的治疗效果。

33 什么是窝沟封闭？孩子在什么年龄做窝沟封闭最合适呢？

窝沟封闭是预防恒磨牙窝沟龋最有效的方法。

恒磨牙的咬合面点隙沟裂多而深，不易清洁，细菌容易在此处聚集繁殖，此处成为龋齿的第一好发牙位；又因儿童刷牙不够仔细，喜食甜食、软食、黏食，且牙齿初萌时钙化不够完全，这些都可导致恒磨牙更容易受到侵蚀而坏掉。如何预防恒磨牙龋坏成为家长们普遍关心的问题。

窝沟封闭是指不磨除牙体组织，在牙咬合面的点隙沟裂处涂布一层黏结性树脂，以预防龋病发生的方法。窝沟封闭预防窝沟龋的原理是使用高分子材料填平牙齿的窝沟，一方面窝沟内原有的细菌断绝了营养的来源，逐渐死亡，另一方面牙面变得光滑易清洁，致龋细菌不能再进入，从而达到预防窝沟龋的目的。

窝沟封闭的最佳时机是牙齿完全萌出而龋坏尚未发生的时候，所以6~8岁是儿童封闭第一恒磨牙的最适年龄；11~13岁是封闭第二恒磨牙的最适年龄。如果牙齿已经出现龋坏，则不适合进行窝沟封闭，而需要进行龋齿的充填治疗。

窝沟封闭后，理论上仍然有患龋病的可能。家长应经常观察孩子的牙齿，如果发现窝沟封闭剂脱落或牙齿出现了新的损坏，应及时看牙医。

34 什么病会导致半夜牙疼？

口腔夜间急诊病人中有近半数是由于牙痛难以入睡或睡着后痛醒来医院就诊，而且这些病人往往因白天疼痛缓解而心存侥幸不去就诊，等夜间入睡后疼痛剧烈难以忍受才就诊。

这其实是"急性牙髓炎"的典型表现，急性牙髓炎的疼痛呈阵发性，疼痛持续数分钟到数小时不等，发病初期疼痛时间短，随着炎症的加重疼痛发作时间会越来越长，缓解的时间越来越短。研究表明急性牙髓炎疼痛与"分娩"疼痛处于同一等级。

所以，朋友们，不要心存侥幸，认为熬两天就好了不用去医院治疗。如果出现了这种疼痛赶紧就医会使您早点结束痛苦！

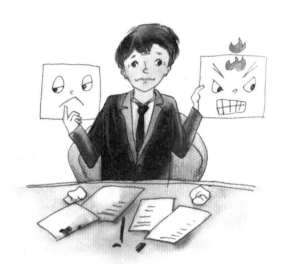

 什么是牙髓炎？怎样治疗？

牙髓炎是发生于牙髓组织的炎症。当发生龋坏过深、重度的牙周炎、牙齿折裂等情况时，细菌进入牙体组织包裹的牙髓组织（牙神经）使之感染发生炎症，就会出现疼痛症状。最初可以表现为"慢性牙髓炎"，即冷、热、酸、甜等刺激时才会引发疼痛，或偶有较轻的自发痛（没有任何刺激出现的疼痛）。

随着炎症的加重，慢性炎症会发展为"急性牙髓炎"。这时疼痛变得剧烈且疼痛发作时间延长（由最初的几分钟发展为数十分钟或数小时），早期对冷刺激较敏感，随着炎症的加重，当牙髓化脓后会出现热刺激诱发或加重疼痛，冷刺激反倒可以使疼痛缓解。这就可以解释为什么有些急诊病人会随身携带一瓶冰水，发作时含在口里来缓解疼痛。急性牙髓炎引起的牙痛常于夜间加重，疼痛剧烈以至于不能入睡或入睡后痛醒。

牙髓组织位于牙髓腔中，主要由血管、神经、淋巴管等组成，它们通过像针尖样狭窄的根尖孔与机体的其他部分相联系，牙髓被坚硬的牙体所包围，所以发炎时炎性渗出物积聚，而周围坚硬的牙体缺乏弹性，限制了炎性组织的膨胀，髓腔内压力增高，压迫神经而产生剧烈的疼痛。另一方面，牙髓一旦感染，感染极易扩散至全部牙髓使病变不可逆，牙髓难以继续保留。所以对于牙髓炎患牙，穿通髓腔，使髓腔内压力释放，疼痛便会骤减。

什么是根尖周炎？

牙髓炎没有及时治疗或者治疗不彻底，髓腔内的细菌进一步侵犯到牙根尖周围的组织便造成了"根尖周炎"。

炎症早期病牙会有浮起感，咬合时先咬到该牙，从而出现咬合疼痛。此时由于炎症的范围比较小，使用抗生素对控制炎症会有帮助，疼痛可能会缓解甚至消退。但是，即使此时疼痛消失了，病变还是会存在且继续发展，只是由"急性根尖周炎"转变成了"慢性根尖周炎"。随着病变缓慢发展，牙根尖周围的牙槽骨在炎症作用下被破坏，在 X 线片中表现为围绕牙根尖的低密度影像。

"慢性根尖周炎"是机体的抵抗力和细菌之间的较量处于相对平衡的状态，这时可能没有明显的疼痛症状，有时仅会有轻微的不适感。但是当身体比较劳累、休息不好、身体状况不佳等原因使机体抵抗力降低时，这种相对的平衡被打破，病变急性发作转变成"急性根尖周炎"，即俗话说的"牙上火"。炎症急性期表现为牙齿浮起伸长，咬合痛，严重时不敢对牙，微小的力量比如舌尖舔舐都会引发剧烈疼痛，该疼痛与"牙髓炎"的间歇发作疼痛不同，而呈持续性疼痛。如果炎症继续扩散还可能出现面颊部红、肿、热、痛、化脓，甚至出现发热、全身无力等症状。

37 什么样的牙需要根管治疗？

根管治疗术是治疗牙髓坏死及根尖周病的一种方法，通过清除根管内的炎症或坏死组织，把被细菌污染的根管消毒，然后用专门的根管充填材料严密的充填堵塞根管，以去除根管内感染物对根尖周组织的不良刺激，防止根尖周病变发生或促进已有的根尖周病变的愈合。

凡是牙髓意外暴露感染、急慢性牙髓炎、牙髓坏死以及急慢性根尖周炎的患牙均需要进行根管治疗。引起以上病变的原因包括牙冠折断、深龋意外穿髓、龋病、隐裂、牙齿过度磨损等引起的牙髓炎、重度牙周炎引起的逆行性牙髓感染（自根尖孔上行感染牙髓）、及牙髓病变坏死等。

为什么吃酸甜食物牙会疼？

想必大家都对以前的一款牙膏广告耳熟能详：某美女在吃冰时突然捂住嘴巴喊牙疼，后来就出来这款牙膏的广告语"××牙膏，冷热酸甜想吃就吃"，当然我们不是来评价牙膏，主要是发生在这位美女身上的事很多人都经历过，有的人描述的感觉是"牙倒了"，我们把这种牙齿酸疼的症状称为牙本质过敏。

牙本质过敏主要是牙齿在受到外界刺激（冷、热、酸、甜）以及机械作用（摩擦和咬硬物）等所引起的酸疼症状。主要是因为过度磨耗（病人多数爱好长时间咀嚼硬物使牙表面釉质磨耗）、楔状缺损（病人习惯横刷牙并且用力过大使牙体靠近牙龈的地方发生横向沟状缺损）、牙折、龋病以及牙龈萎缩等使保护牙齿最坚硬的牙釉质缺失，从而出现冷、热、酸、甜等刺激通过牙本质内的牙本质小管传导到牙髓内的神经，出现酸疼的不适症状。

目前牙本质过敏还没有非常理想的治疗方法，主要是在敏感位置涂布含氟化物的药物，激光照射以及充填修复治疗等阻隔刺激向牙髓神经传导。预防胜于治疗，主要还是要在日常生活中注意保护牙齿，才能预防牙本质过敏的发生。

 什么是氟斑牙？怎样预防？

当您的孩子白白的乳牙脱落后，新长出的恒牙上斑驳错落着黄色的斑块，刷牙也无法刷掉，严重者牙面上甚至会有很多褐色的斑块或凹坑，这种牙称为氟斑牙或者斑釉牙。

氟斑牙具有极强的地区分布性，是慢性氟中毒早期最常见且突出的症状。它的主要临床表现是在同一时期萌出牙齿的釉质上有白垩色到褐色的斑块，严重者还会有表面釉质的凹坑状缺损，而且多发生在恒牙，发生在乳牙者很少，因为乳牙的发育分别在胚胎期和婴儿期，而胎盘对氟有一定的屏障作用。氟斑牙对摩擦的耐受性差，但对酸蚀的抵抗力强。

那么我们如何来预防和治疗氟斑牙呢？氟斑牙的发生取决于过量氟进入人体的时机。儿童从出生到 6~7 岁之间，恒牙胚在颌骨里生长发育，如果这段时间长期居住在饮水中含氟量高的区域，萌出的恒牙就是氟斑牙；但是如果在 7 岁之后才迁入高氟区者，则不会出现氟斑牙。

所以，对于氟斑牙的预防最理想的方法是选择新的含氟量适宜的水源。一般认为水中含氟量以 1 毫克/升为宜，该浓度既能有效防龋，又不致发生氟斑牙。在临床上治疗轻型的无缺损的氟斑牙常可通过美白改善，对于有缺损的则可以用树脂修复以及其他修复体修复等方法改善美观。

什么是四环素染色牙？怎样预防？

许多儿童换牙后长出的新牙——恒牙，不是洁白的，而是变得发黄。这是为什么呢？牙齿变色的原因很多，四环素类药物是一个重要因素。

在牙齿的发育矿化期，从胎儿 4 个月到出生后 7 岁的期间，母亲和小儿服用四环素类药物后，药物可被结合到牙组织内使牙着色，称为四环素牙。能引起牙着色的四环素类药物有许多，例如金霉素、土霉素、缩水四环素、盐酸四环素等。缩水四环素、去甲金霉素、盐酸四环素引起的着色比土霉素、金霉素明显。

四环素牙起初呈黄色，在阳光照射下则呈明亮的黄色荧光，以后逐渐由黄色变成棕褐色或深灰色。这种转变可被阳光促进，所以通常前牙比后牙着色明显；又因乳牙的牙釉质较薄，较透明，不易遮盖牙本质中四环素结合物的颜色，所以乳牙比恒牙着色明显。四环素类药物对牙齿的影响主要是着色，有时也合并牙釉质发育不全。

四环素类药物引起的牙着色和牙釉质发育不全，都只在牙发育期发生；另外四环素可由母体通过胎盘引起小儿乳牙着色，所以为了防止四环素牙的发生，妊娠和哺乳妇女以及 7 岁以下的小儿不宜使用四环素类药物。用药量越大，着色越重。这种服用四环素类药物导致的牙齿变色是永久性的、不可逆的，不会随着年龄增大变回本色。已着色牙可以通过树脂修复、烤瓷冠修复或漂白等方法进行治疗。

年轻的爸爸妈妈们，为使您可爱的小宝宝将来有一副洁白的牙齿，请在母亲妊娠期及儿童生长发育期慎用四环素类药物。

 41 吃东西或者刷牙时牙龈为什么会出血？

吃东西或者刷牙时牙龈出血，通常是牙龈炎的表现。

正常的牙龈为粉红色，质地坚韧，龈缘菲薄呈扇贝状，紧贴于牙颈部。当牙龈发生了炎症，会呈现鲜红色或暗红色，形状圆钝，质地松脆，触之易出血。

　　牙龈炎的病人往往是由于刷牙方法不当或者刷牙不规律导致牙龈缘或牙间隙内有食物残留形成软垢，从而刺激牙龈组织充血肿胀，轻者在刷牙、咬硬物、吸吮时出血，重者受轻微刺激即可出血，甚至有自发出血倾向。

　　此外，牙石、义齿不合适、用口呼吸、硬物扎伤等也可以直接或间接造成牙龈的炎症，导致牙龈出血。

　　需要警惕的是，有些全身性疾病也会表现出牙龈出血的症状，例如维生素缺乏、白血病和重度贫血等血液系统疾病、严重的肝病、艾滋病等。这些疾病引起的牙龈出血，出血量大，多为自发性，不易止住，且常伴有全身的不适症状。遇到以上情况，病人一定要到医院就诊，请医生查找病因，及时治疗。

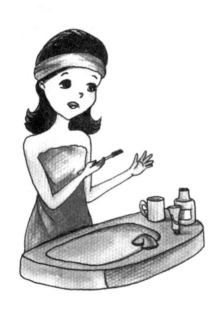

42 什么是牙龈炎？

牙龈炎即发生在牙龈组织的急慢性炎症，主要病因是口腔卫生不良，导致牙菌斑、牙结石在龈缘附近沉积，刺激牙龈发生炎症。正常的牙龈为粉红色，质地坚韧，龈缘菲薄呈扇贝状，紧贴于牙颈部。当牙龈发生了炎症，会呈现鲜红色或暗红色，形状圆钝，质地松脆，触之易出血，有的病人还会伴有口臭。

牙龈炎有多种类型，如慢性龈缘炎、青春期龈炎、妊娠期龈炎等。慢性龈缘炎是最常见、发病率最高的牙龈疾病，几乎每个人在其一生的某个时间段都可发生不同程度和范围的牙龈炎症。牙菌斑是慢性牙龈炎的始动因子，其他如牙石、食物嵌塞、不良义齿等均可加剧菌斑的积聚，引发或加重牙龈炎症。

青春期龈炎、妊娠期龈炎顾名思义是分别发生在青春期、妊娠期的牙龈炎症，其始动因子也是牙菌斑，由于全身激素水平的变化使原有的牙龈炎症加重。还有一种症状较为严重的牙龈炎，称为坏死性溃疡性牙龈炎，由口腔内多种微生物大量繁殖感染所致。这类牙龈疾病多为青壮年在极度疲劳、营养不良、免疫力降低等情况下罹患。其牙龈除红肿表现外，牙龈边缘或牙龈乳头顶端发生溃疡、坏死，口腔内有恶臭，牙龈疼痛明显。

牙龈炎病变可逆，通过治疗可完全恢复健康；如果治疗不及时，炎症向深部组织蔓延则发展为牙周炎。

什么是妊娠期龈炎？

妊娠期龈炎是指妇女在妊娠期间，由于雌、孕激素水平升高，原有的牙龈慢性炎症加重，使牙龈发生肿胀或龈瘤样改变。

妊娠本身不会引起牙龈炎症，妊娠期龈炎的直接病因是菌斑微生物。牙龈是女性激素的靶器官，妊娠期间性激素水平的改变使牙龈对局部刺激的反应增强，加重了菌斑所引起的牙龈炎症。

妊娠期龈炎从妊娠2~3个月开始出现明显症状，至8个月时达到高峰，分娩后约2个月龈炎可减轻至妊娠前水平。妊娠期龈炎除了具有慢性龈炎的临床表现外，还有显著的炎性肿胀、肥大，明显的出血倾向，有的病人会出现个别牙的龈瘤样改变。龈瘤的瘤体肥大扁圆，有的呈小的分叶状，它并非真性肿瘤，而是发生在妊娠期的炎性血管性肉芽肿。

妊娠期龈炎常因明显的出血和过度肿胀妨碍进食而给孕妇带来困扰。医生建议：妊娠前及妊娠早期应及时治疗原有的慢性龈炎，并在整个妊娠期加强口腔卫生，严格控制菌斑，从而预防妊娠期龈炎的发生。

 什么是青春期龈炎？

当孩子进入青春期后，如果不能很好地保持口腔卫生，就很容易出现牙龈红肿、出血，牙龈的肿大会非常明显，这种发生于青春期少年的牙龈炎称为"青春期龈炎"。

青春期龈炎也是由菌斑引发的，但是内分泌的改变在该种龈炎的发生和临床表现中起了很大的作用。牙龈是性激素的靶组织，进入青春期的少年性激素水平明显升高，在这些激素的作用下牙龈对菌斑等局部刺激物的反应明显增强，所以此时期发生的牙龈炎症临床表现非常明显；或者在青春期前已经存在的慢性龈炎也会加重，表现为牙龈（尤其是前牙牙龈）的明显红、肿，刷牙或咬硬物时极易出血，伴有口臭。此外，由于青春期机体组织代谢旺盛，在慢性炎症刺激下，牙龈极易增生，增生明显者会覆盖部分牙冠，一方面影响了美观，另一方面使口腔卫生更难以做好。

对于这个年龄段的孩子来说，由于乳恒牙的更替、牙齿排列不齐、口呼吸或带正畸矫治器等原因，造成牙齿不易清洁，再加上该时期的孩子没有养成良好的口腔卫生习惯，所以发生青春期龈炎的几率非常高。如果没有积极治疗，那么以后可能会继续向深部发展为牙周炎，出现牙槽骨的破坏。

所以，如果发现孩子有牙龈红肿，刷牙出血等症状应及时就诊，大多数青春期龈炎在去除局部刺激物后可治愈，少数因为长期炎症有牙龈明显增生者可以在控制炎症后切除增生的牙龈，使之恢复正常外形。与此同时，也要孩子自己学会正确的刷牙，使用牙线等口腔卫生措施，防止再次发作。

 什么原因导致牙龈增生？

正常的牙龈呈薄刃状紧贴着牙颈部，牙龈发生纤维性增生和体积肥大称为牙龈增生。它与牙龈炎症水肿引起的肥大不同，后者炎症消退后，水肿也消退，牙龈可完全恢复正常，但是发生了增生的牙龈，即使炎症消退后形态依然肥大。

长期慢性炎症和药物是引起牙龈增生的主要原因。单纯的炎症性增生多发生于组织生长代谢旺盛的青春期，这类增生一般不会太严重，而药物性牙龈增生则较重，牙龈可能会增生肥大覆盖整个牙冠，影响咀嚼进食，甚至导致牙齿移位。引起牙龈增生的常见药物有钙通道阻滞剂类抗高血压药（硝苯地平、维拉帕米、硫氮䓬酮等）、免疫抑制剂（环孢素）、抗癫痫药物（苯妥英钠）。但是并不是所有服用该类药物的病人都会出现牙龈增生，仅有40%~50%的服药病人出现牙龈增生。

药物性牙龈增生的程度与牙龈炎症程度及口腔卫生状况有明显的关系。研究证明，如果没有明显的菌斑刺激物和牙龈炎症，药物性牙龈增生可以减轻或避免。已经存在的牙龈炎症会加速和加重药物性牙龈增生的发生发展。所以，尽管药物性牙龈增生不是由局部刺激因素引发的，但是保持良好的口腔卫生和控制牙龈炎症可以有效地预防该病的发生和复发。

所以，在服用这些药物之前可以先到牙周科行牙周治疗，在服药期间可定期（3~6个月）行牙周检查和治疗。如果已经发生了药物性牙龈增生也不用焦虑，多数轻中度的牙龈增生通过完善的牙周治疗可以明显好转或痊愈，对于严重的牙龈增生还要配合手术治疗切除增生的牙龈。

46 牙龈炎怎样治疗？

牙龈炎有多种类型，最常见且发病率最高的是慢性龈缘炎，又称边缘性龈炎或单纯性龈炎。我们通常所说的牙龈炎，就是指慢性龈缘炎。

牙龈炎病因明确且无深层牙周组织的破坏，通过洁治术（俗称"洗牙"）彻底清除菌斑、牙石，消除造成菌斑滞留和局部刺激牙龈的因素，经过一周左右，牙龈的炎症即可消退，牙龈的色、形、质可完全恢复正常。对于牙龈炎较重的病人，除了洗牙外，可配合局部药物治疗，例如含有抑菌药物的冲洗液、医用漱口水等。对于不伴有全身疾病的牙龈炎病人，一般不建议全身应用抗菌药物。

少数伴有牙龈增生的病人，炎症消退后牙龈形态仍不能恢复正常，可施行牙龈成形术，即切除部分牙龈，以恢复牙龈的生理外形。

牙龈炎的治疗并不难，疗效也明确，重要的是防止炎症复发。牙菌斑是牙龈炎的始动因子，即使清除后还会不断地在牙面重复形成，因此必须坚持每天清除牙菌斑，才能预防牙龈炎的发生和复发。刷牙是自我清除菌斑的主要手段。牙医建议选用软毛牙刷，头部宜小些，行动不便者可选用电动牙刷。一般主张每天刷牙2~3次，但刷牙是否彻底比次数更重要。刷牙可清除70%的菌斑，牙齿邻接面残留的菌斑、软垢可以辅用牙线、牙间隙刷清除。

需要提醒大家的是，婴幼儿在乳牙萌出后即应开始刷牙。家长可选用棉签、软塑料刷或者硅胶指套等为其擦拭牙面，幼儿年龄稍长后即应养成良好的口腔卫生习惯。

47 牙齿为什么会不知不觉地松动？

许多人尤其是35岁以上的中年人会突然发现自己的牙齿活动了，

一开始也许并不在意，但随着活动度的增加就会出现咀嚼无力，咬不动较硬的食物甚至疼痛。

　　牙齿是我们人类重要的咀嚼器官，在咀嚼过程中要承受很大的咬合压力。牙齿之所以能够承受咀嚼压力完全依靠牙周组织。

　　那么，什么是牙周组织呢？牙周组织由牙龈、牙根表面的牙骨质、包绕牙根的牙槽骨以及牙周膜组成。牙周膜也称为牙周韧带，这些纤维组织一端插入牙骨质，另一端埋入牙槽骨把牙根牢牢地固定于牙槽骨中。因此牙周组织又称为牙齿的支持组织，一旦牙周组织遭到破坏，那么就如同大树的树根失去了土壤，就会出现牙齿松动，咀嚼无力、甚至疼痛。

　　牙周组织破坏的原因主要是牙周病，发生于牙周组织的炎症使牙槽骨逐渐吸收破坏，当牙槽骨吸收超过牙根的一半时就会出现比较明显的牙齿松动，多数病人这时才会有所察觉。这一过程的时间长短取决于病人的口腔卫生情况和机体对细菌刺激的反应程度，一般持续几年甚至几十年。

　　所以说"老掉牙"并不是正常现象而是因病掉牙，如果从年轻时就保护牙齿，预防牙周疾病，到老年时就会有一口牢固结实的牙齿。

48　什么是牙周炎？

　　牙周炎是引起牙齿松动，直至脱落的主要原因，目前已经成为我国成年人牙齿丧失的首要原因。

　　牙周炎是由菌斑微生物感染引起的感染性疾病，可导致牙齿支持组织的破坏。具有致病毒力的牙周致病菌产生的毒性产物一方面可直接破坏牙周组织，另一方面激活人体的免疫系统产生各种炎症性介质间接导致牙周组织的破坏吸收，从而导致牙齿支持力不足，出现牙齿松动直至脱落。所以说牙周病的发生和发展一方面取决于致病菌，另一方面由机体对致病菌的反应程度决定，这就是我们通常所说的个体易感性。这就可以解释为什么有的人早在十几岁就出现牙齿松动，而有些人要经历比较长的发展过程直到中年才会发觉牙齿松动。

牙周炎的症状最早表现于牙龈，当牙龈出现红肿、刷牙出血，这就是机体给我们发出了警告，如果这时能够及时清除菌斑微生物、消除引起细菌堆积的各种不利因素，牙龈可完全恢复正常；否则随着炎症的进一步发展就会导致更深部的组织（牙槽骨、牙骨质和牙周韧带）破坏，这时病变就是不可逆的了，且会形成一个恶性循环使病变逐渐加重。

从最早的牙龈炎症到牙齿松动这一过程一直是在悄悄进行，如果你忽视了机体对我们发出的警告：牙龈红肿、出血、口臭，那么等到牙齿咬不动食物的时候再就医就为时晚矣！

什么是牙菌斑？牙上为什么会长"石头"？

牙菌斑生物膜是存在于口腔中的细菌性斑块，是一种软而未矿化的细菌性群体，黏附于牙面、牙间或修复体表面。菌斑中的微生物以多种方式有序紧密的结合在一起，难以清除，不能被水冲去或漱掉；此外，这种有机结构使它们具有高度抵抗力，能够抗干燥、抵抗药物和宿主防御功能的杀灭作用。

牙菌斑形成很快，在清洁过的牙面上 12 小时就可使菌斑显示剂显色，10～30天菌斑发展成熟具有致病性。如果我们每天不能及时的清除牙菌斑，那么它很快就会钙化形成牙石。

牙石是一种沉积于牙面或修复体上的钙化物，坚硬、形如石头，是由菌斑及沉积物钙化形成。菌斑形成1～14天内就开始矿化，速度因人而异，与机体代谢速度、唾液、龈沟液成分、菌斑量、食物性质、牙齿排列情况、牙面或修复体表面情况、口腔卫生情况有关。

那么，牙菌斑和牙石有什么关系哪？牙石是在菌斑的基础上矿化形成的，牙石粗糙的表面又加快和促进了菌斑的积聚和形成，且其多孔结构易吸附大量细菌毒素。所以菌斑和牙石是牙龈出血、牙槽骨吸收和牙周病发展的重要致病因素。

一旦牙石形成，那么我们日常的口腔卫生措施如刷牙等均无法将它清除，只能靠医生用专业的治疗器械才能将之清除。

 牙周病能治好吗？怎么治疗？

牙周病在没有牙槽骨吸收，炎症仅限于牙龈炎时是完全可以治愈的，治疗后牙龈完全恢复正常。病变一旦发展为牙周炎，牙槽骨被破坏吸收，那么通过治疗仅能够控制炎症，阻止病变的继续发展，但是已经破坏的组织很难获得完全再生。对于牙周组织严重破坏的牙齿则只能拔除。所以牙周病的治疗以早期治疗为主，越早治疗牙齿的保存率越高。

牙周病是由菌斑微生物感染引发的，所以目前对于牙周病的治疗主要针对病因清除菌斑、牙石和纠正引起菌斑、牙石积聚的不利因素，如牙齿排列不齐、不良修复体等。

超声波洁牙是目前普遍应用的清除牙龈上方牙面上的菌斑和牙石的方法，对于牙龈下方的菌斑、牙石，因需要更高的技术要求，称为"龈下刮治"，则需要由专业的牙周科医生来完成。

牙周病的疗效需要终生维护，包括病人自己每天的口腔清洁和定期的专业清洁。如果口腔卫生维护不好，牙周病会复发和加重。

 "洗牙"会损伤牙齿吗？人人都要洗牙吗？

超声波洁牙俗称为"洗牙"，它的基本工作原理是通过高频超声波震荡清除黏附于牙面上的菌斑和牙石，具有省时、省力和抗菌效应的优点。专业的操作要求超声工作尖仅在牙石和菌斑上进行，不能在正常的牙面上反复操作，否则会在牙面上形成细小的刻痕。不过大家也

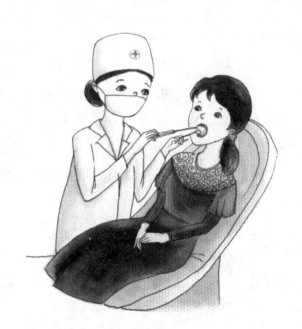

大可不必担心，这些细小的刻痕只是在高倍显微镜下才能看到，并且可以通过洁牙后的牙面抛光将之消除。所以说，与清除引起牙周病的菌斑和牙石所获得的牙周健康相比，这些细微的损伤就微不足道了。

目前我国的牙周病发病率非常高。牙龈炎在儿童和青少年中较普遍，患病率高达90%，而牙周炎则主要集中于成人，患病率也达80%以上。如此高的患病率要求我们每个人都应积极维护口腔卫生，定期（6~12个月）进行专业的菌斑清除（洗牙），争取做到早期预防，早期治疗。

52 为什么洗牙后牙齿会松动，敏感？

很多牙周病病人在洗牙后发现牙齿松动、牙缝变大，并且对冷热酸甜非常敏感，就主观认为这些症状都是洗牙引发的，进而抗拒和拒绝进一步治疗或再次洗牙，从而耽误了治疗。

其实洗牙不是这些问题发生的原因，只是通过洗牙把原有的问题暴露了出来。由于我国人民普遍对口腔的保健意识不强，口腔卫生相对差，也没有从小进行定期口腔检查和保健的措施，导致多数成年人首次就诊时就已患较重的牙周炎和存在大量的牙石，这些牙石连接成片如同"夹板"把松动的牙齿固定起来，一旦把这些牙石清除干净，这时原已存在的问题如：牙齿松动、牙龈乳头退缩、牙根暴露均表现出来。

暴露的牙根因没有牙龈的保护，对外界的刺激非常敏感，尤其是对冷热刺激敏感。这一症状会随着牙髓的保护性反应形成修复性牙本质阻断外界刺激而逐渐减轻，这一过程大概需要数周甚至数月。

怎样预防牙周病？

　　我们通常所说的"牙周病"包括了"牙龈炎"和"牙周炎"，主要是由菌斑的感染引发，所以要预防牙周病就要控制菌斑和牙石。控制菌斑和牙石的方法分为"自我菌斑控制"和"专业的菌斑控制"。

　　"自我菌斑控制"包括正确的刷牙（选择合适的牙刷、每天至少早晚两次刷牙、掌握正确的刷牙方法）和使用牙线、漱口水。为什么要使用牙线呢？研究表明，即使最完美的刷牙也只能去除牙面上大约70%的菌斑，其余刷不掉的菌斑主要存在于两颗牙相邻接（牙缝）的牙面上，此处的菌斑牙刷无能为力了，只能靠牙线来帮助清除，因此牙线也是不可或缺的预防牙周病的"好帮手"。每晚在刷牙之外再用上牙线会使你的口腔卫生大大改善。除了刷牙和使用牙线这些机械的清除菌斑的方法外，还可以在此之后辅助使用一些漱口水等化学性的方法抑制菌斑的形成。但是漱口水可是绝对不能取代刷牙和使用牙线的哦！

　　"专业的菌斑控制"是指定期到牙科医生那儿进行洁治（洗牙），让医生把病人无法去除的菌斑和早期形成的牙石清除掉。对于无牙周病或者是牙龈炎已治疗的病人可以每年1~2次进行洁治，而对于牙周炎病人则要3~6个月复查并进行洁治。

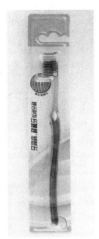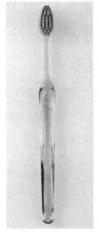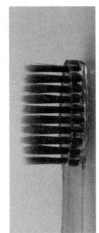

牙周病专用牙刷

 吸烟对牙周病有无影响?

吸烟是人类多种疾病的一个重要病因，那么，吸烟对牙周病有没有影响呢？

答案是非常肯定的，吸烟者患牙周病的概率比不吸烟者要高，且牙槽骨破坏也重。研究表明牙槽骨的吸收程度与吸烟的量有关，而与局部菌斑的量无关。目前研究认为，烟草中的尼古丁使局部的小血管收缩，降低了机体对外来病原刺激物的免疫反应能力，并且降低了牙周组织的愈合能力和骨再生能力。所以吸烟的人牙周炎患病率高，病情重，且牙周治疗的效果也较不吸烟者差，甚至种植牙的成功率也会降低。

但是，对于重度吸烟的人来说，似乎会有一些假象出现，比如：

牙龈不容易出血、牙龈的炎症表现也不明显，这与局部的血管收缩有关。如果您被这一假象蒙蔽而错过了牙周病的早期治疗，那么牙槽骨会以高于非吸烟者数倍的速度吸收破坏，等到您发现牙齿咀嚼无力疼痛时，牙周炎已经发展到较严重的程度了。

所以，为了您的全身健康和牙周的健康，请努力戒烟吧！

 吃东西塞牙怎么办？

吃东西塞牙，是指咀嚼过程中，食物被咬合压力楔入相邻两牙的牙间隙内，医学上称为"食物嵌塞"。

正常情况下，相邻两牙之间有紧密的接触关系，完善而牢固的接触点能够防止食物进入牙间隙；良好的牙齿外形（牙冠弧度、咬合面的窝沟外形等）也能防止食物在咀嚼过程中被压入两牙之间。但如果出现以下情况，则会发生食物嵌塞：发生在牙齿邻接面的龋坏破坏了接触区和边缘嵴；龋洞充填物或全冠（俗称"牙套"）等修复体未恢复邻牙接触区；牙齿因松动、扭转、倾斜使邻牙失去接触；各种原因导致牙齿失去正常的解剖外形等。

塞进牙缝里的食物一方面产生机械刺激导致牙龈损伤；另一方面会因细菌的定植引发牙周组织的炎症。食物嵌塞引发的牙龈炎、牙周炎会进一步增大邻牙之间的间隙，使食物更容易嵌塞，形成恶性循环。因此，一旦出现吃东西塞牙，应尽快请医生查找原因，并进行相应的治疗，千万不要强行用牙签剔牙，否则会加重牙龈损伤。日常护理除了刷牙漱口外，邻面的清洁最好使用牙线和间隙刷。

56 牙齿松动了怎么办？

　　牙齿松动分暂时的松动和永久的松动，前者可能因为急性的根尖周炎症、牙齿的急性或慢性创伤、急性牙周炎症、牙周手术后、甚至月经周期内分泌的改变使牙齿出现暂时的松动或松动加重，这种松动在急性炎症或病因消除后牙齿即不再松动或松动度恢复到原来的状况。

　　而后者则是因为牙周炎引起牙槽骨吸收，牙周支持组织高度明显降低，使包埋在牙槽骨中的牙根长度减少，导致牙齿松动。对于这种轻度的牙齿松动，只要通过牙周治疗把炎症控制即可，不需要做特别处理，对咀嚼功能也影响不大。但对于中重度的牙齿松动，则需要在控制牙周炎症的基础上行松动牙固定术，即通过各种不同的方式把松动牙和相邻的稳固牙齿连接起来，使松动牙所受的咀嚼力均匀分散到其他牙齿上，以减轻咀嚼力对松动牙的损伤，有利于牙周组织的修复重建。

　　目前松动牙固定术分为暂时固定和永久固定，暂时固定主要为各种牙周夹板，保持半年到一年；永久性固定则通过永久性修复方式，如套筒冠和烤瓷冠桥等。对于严重松动牙，如果已不能承受正常的咀嚼力则可考虑拔除，不可勉强保留。

57 什么是口腔单纯疱疹疾病？

　　口腔单纯疱疹是由单纯疱疹病毒（HSV）引起的口腔黏膜及口周皮肤以疱疹为主的感染性疾病，是口腔临床最常见的病毒感染。据统计，世界上三分之一以上的人群曾患复发性疱疹性口炎，而有 30%~90% 的调查对象的血清中有抗单纯疱疹病毒抗体存在，说明他们曾发生或正在发生 HSV 感染。日常生活中单纯疱疹病毒很常见，比如我们常见的感冒后口角起水疱，实际上就是感染了单纯疱疹病毒。单纯疱疹病毒可通过唾液飞沫或直接接触病损传播。

HSV 感染为潜伏感染，具有形成潜伏状态而反复发作的特点。HSV 初次进入人体引发的感染为原发感染，病毒可沿神经迁移并潜伏于神经节、泪腺、唾液腺内。尽管人体感染 HSV 后会产生抗 HSV 的抗体，但该抗体无明显的保护作用，也就是说 HSV 在人体不能产生永久免疫力。所以当人体遇到激发因素如紫外线、劳累、情绪改变、创伤等，可使体内的病毒活化，疱疹复发。

多数 HSV 原发感染者无临床症状，少数病人可能表现为一种较严重的龈口炎——急性疱疹性龈口炎。本病多见于婴儿或儿童，以 6 个月到 2 岁最易发生。主要的临床表现为在口腔黏膜出现数目较多、成簇的、针头大小、壁薄透明的小水疱，水疱破裂后形成表浅溃疡，有剧烈疼痛。极少数的病人 HSV 可进入中枢神经系统引起脑炎或脑膜炎。

复发性疱疹性口炎常见于成年人，一般复发感染的部位在口唇或接近口唇处，故又称复发性唇疱疹。表现为在唇红黏膜与皮肤交界处的成簇的透明水疱，水疱破裂后干涸结黄痂。

无论是原发还是复发的疱疹疾病，均具有自限性，从开始到愈合需 7~10 天。

58 怎样预防带状疱疹？

带状疱疹是由水痘-带状疱疹病毒引起的急性皮肤黏膜感染性疾

病。人是水痘-带状疱疹病毒的唯一宿主，病毒经呼吸道黏膜进入血液形成病毒血症，发生水痘或呈隐性感染，以后病毒可长期潜伏在脊髓后根神经节或者颅神经感觉神经节内。在一定条件下，如当人体劳累、感染、患恶性肿瘤、免疫功能缺陷时，病毒可再次生长繁殖，并沿神经纤维移至所支配区域的皮肤黏膜内复制产生水疱，造成感染发作。小儿初次感染表现为水痘，成人表现为带状疱疹。本病春秋季节多见，发病率随年龄增大而呈显著上升，病愈后可获得较持久的免疫，故一般不会再发。

带状疱疹传染性很小，病人不能直接传播水痘-带状疱疹病毒，传播途径为"皮肤-空气-呼吸道"。发病率在成人为 10%～20%，主要见于老年人、免疫缺陷者以及身体遭受重大创伤者。所以预防带状疱疹，最重要的是增强个人体质。

对于体质比较弱的人，特别是老年朋友，应该注意日常生活中要经常锻炼身体，适当地进行一些体育运动或者户外活动，提高身体免疫力；春秋季节寒暖交替，要注意适时的增减衣服，避免呼吸道感染的情况发生；平时劳逸结合，避免过劳，劳累过度可使抵抗力下降导致发病；多喝水、多吃新鲜蔬菜水果；早发现、早治疗。

 怎样预防手足口病？

近年来一种叫作手足口病的疾病引起了人们极大的关注，曾几何时孩子们的家长谈其色变。那么手足口病到底是一种什么样的疾病？它真的那么可怕吗？我们又该怎么预防和诊治它呢？下面我们一起来揭开它神秘的面纱。

手足口病是由柯萨奇病毒 A16 型和肠道病毒 71 型引起的一种儿童传染病，又称发疹性水疱性口腔炎。各年龄组儿童均可传染发病，但多数发生于学龄前儿童，尤以 3 岁以下年龄组患儿发病率最高。托幼单位是本病的主要流行场所。

手足口病的传染源是病人和隐性感染者。该病传播方式多样，病毒可通过被唾液、疱疹液、粪便等污染的手、毛巾、玩具、餐具、内衣等引起间接接触传播；病人咽喉分泌物及唾液中的病毒还可通过飞沫传播；接触或饮用被病毒污染的水源也可致病。生病的患儿近距离接触亦可造成感染。

患儿感染病毒后，多以发热起病，1~2 天后，手掌、足掌、口腔黏膜出现米粒大小散在的疱疹，疼痛明显；臀部也可受累。疱疹周围有炎性红晕，疱内液体较少，破溃后形成溃疡。

轻症病人早期有咳嗽、流涕和流口水等症状，大多数患儿经治疗后，1 周之内体温下降、皮疹消退，病情逐渐好转，痊愈。重症病人病情发展迅速，在发病 1~5 天即出现脑膜炎、脑炎、脑脊髓炎、肺水肿、循环障碍等，极少数病例病情危重，可致死亡；少数存活病例可留有后遗症。

我们认识了这个疾病，就找到了防范措施，预防做好了，疾病就不可怕了。

手足口病可发生于四季，但春夏最易流行。春夏是肠道病毒感染容易发生的季节，每个人都应讲究环境卫生、食品卫生和个人卫生。不喝生水、不吃生冷食物，饭前便后洗手，保持室内空气流通。尽量不要带婴幼儿去人群密集场所。哺乳的母亲要勤洗澡、勤换衣服，哺乳前要清洗奶头。总之，做到"洗净手、喝开水、吃熟食、勤通风、晒衣被"，就可起到预防手足口病的作用，大大减少患病的概率。

当然，预防不能保障百分百的不患病，一旦发现自己的孩子疑似手足口病，切勿耽搁，应立即去医院。治疗，就交给医生了。通常给予抗病毒、抗感染、全身支持治疗，重症病人还需密切监测病情变化。

 什么是鹅口疮？

鹅口疮又称雪口病，是由白色念珠菌感染所引起的，通常多发生于口腔不清洁、营养不良的婴幼儿，在体弱的成年人中亦可发生。白色念珠菌是真菌的一种，在健康儿童的口腔里也常可发现，但并不致病，当婴幼儿营养不良或身体衰弱时可以发病。

鹅口疮以2岁以内的婴幼儿最多见，好发于颊、舌、软腭及口唇部的黏膜。初起损害区黏膜充血，有散在的色白如雪的小斑点，不久即融合为白色或蓝白色丝绒状斑片，并可继续扩大蔓延。斑片附着不十分紧密，擦掉后可见下方的黏膜糜烂及轻度出血。患儿烦躁不安、啼哭、吃奶困难，有时伴有轻度发热。

患儿主要是通过以下途径感染白色念珠菌：

（1）母亲阴道有真菌感染，婴儿出生时接触母体的阴道分泌物而感染。

（2）奶瓶、奶嘴消毒不彻底，母乳喂养时，妈妈的乳头不清洁。

（3）接触感染念珠菌的食物、衣物和玩具。

（4）在幼儿园过集体生活，发生交叉感染。

（5）长期服用抗生素，或不适当应用激素治疗，造成体内菌群失调，真菌乘虚而入。

由于念珠菌不适合在碱性环境中生长繁殖，所以常用2%~4%的碳酸氢钠（小苏打）溶液治疗鹅口疮。除了患儿的口腔黏膜，奶嘴、乳头以及其他可能接触患儿口腔的物品均用此溶液涂擦清洗，效果显著。症状较重的患儿需配合使用其他抗真菌的药物。注意加强患儿营养，提高免疫力。

61 怎样预防口腔念珠菌病？

口腔念珠菌病是真菌——念珠菌属感染所引起的口腔黏膜的急性、亚急性或慢性疾病。口腔念珠菌病中白色念珠菌是最主要的病原菌。白色念珠菌对口腔黏膜上皮有较强的黏附性，这是它致病作用的"立足点"。

25%~50%的健康人口腔、阴道、消化道可有念珠菌，但一般不发病，如果口腔的环境发生了变化，造成念珠菌的大量繁殖，人就会得口腔念珠菌感染性疾病。长期慢性口腔念珠菌病还有恶变的可能，应引起重视。

以下情况容易罹患口腔念珠菌病：应用大量广谱抗生素者；使用大量免疫抑制剂者；过度吸烟者；口腔内环境过酸者；放疗或干燥综合征的病人；患有恶性肿瘤的病人放疗中或放疗以后，身体抵抗力降低时；糖尿病病人；2岁以内的婴幼儿，营养不良或身体衰弱时；其他例如长期潮湿高温的环境，接触感染等。

预防口腔念珠菌病，首先要保持口腔卫生，可使用2%~4%的碳酸氢钠（小苏打）溶液漱口、清洗义齿，保持口腔的弱碱性环境；去除口腔内的刺激因素如残根、不良义齿等。另外患全身系统性疾病的病人，在积极治疗的同时，避免长期大量使用广谱抗生素、糖皮质激素、免疫抑制剂。坚持锻炼身体，加强营养，提高自身免疫力。

62 嘴里为什么经常溃烂、生疮？

有些人可能经常经历当休息不好，情绪紧张，过度劳累时口里生疮，疼痛难忍，影响进食，这就是老百姓所说的"口里又走火了"，这一疾病西医称之为"复发性阿弗他溃疡"，也叫"复发性口疮""复发性口腔溃疡"。

口腔溃疡是一种最常见的口腔黏膜疾病，在人群中患病率一般超过10%，可以发生于男女老幼，以中青年最多见。复发性口腔溃疡是一种以周期性反复发作为特点的口腔黏膜局限性溃疡损害，可发生于口腔黏膜的任何部位，以唇、颊、舌部多见，严重者可以波及咽部黏膜。复发性口腔溃疡一般7~10天自愈，不留瘢痕。也有病人出现此起彼伏，迁延不断的情况，随着病程的延长，溃疡面积增大，数量增多，疼痛加重，愈合期延长，间隔期缩短等，影响进食和说话。

口腔溃疡多为孤立的、圆形或者椭圆形的浅表性溃疡，简单概括

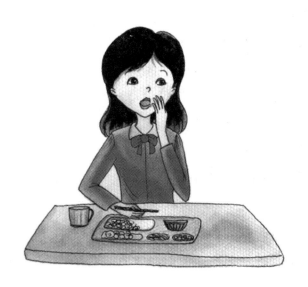

就是"红、黄、凹、痛"。红就是病变周围黏膜红肿充血；黄就是溃疡上覆盖的黄色或黄白色的假膜；而凹就是溃疡面比周围正常组织略低些形成凹面；痛，不用多说，长溃疡的人都有切身体会。

就目前而言，复发性口腔溃疡的病因复杂尚未统一，多认为是多种因素共同作用的结果。主要有免疫因素，遗传因素，系统性疾病因素，感染因素，环境因素和其他因素等。如果溃疡长期反复发作且愈合时间较长，可以考虑系统检查身体是否存在以上问题并加以纠正。

63 复发性口腔溃疡能治愈吗？

口腔溃疡的治疗方法虽然很多，但目前仍无根治的特效方法，基本上都是以消炎止痛，促进愈合为主要目的。以减轻疼痛或减少复发次数，延长间歇期，缓解病情为目的，但不能完全控制复发，所以预防本病尤为重要。

口腔溃疡在很大程度上与个人身体素质有关，因此患有复发性口腔溃疡的病人，平时生活中应有意识的注意观察疾病发作的规律，寻找复发诱因，尽量避免和减少可能的诱发因素刺激，以降低发生率。

平时注意调节生活节奏，起居要有规律，保证充足的睡眠。均衡饮食，多吃清淡食物、新鲜蔬菜水果，少食辛辣、厚味的刺激性食物，多饮水，保持大便通畅。平常应注意保持口腔清洁，常用淡盐水漱口。坚持体育锻炼，戒除烟酒。调整情绪，保持心情愉快，妇女经期前后要注意休息，避免过度疲劳等，以减少口腔溃疡发生的机会。

口腔溃疡治疗方法很多，局部治疗除了烧灼、封闭、激光照射等方法外，还常用各种含漱剂、散剂、含片、药膜等外用药物缓解症状；

全身治疗则是根据病人的全身状况给予相应的免疫制剂、微量元素等。

需要提醒大家的是，口腔内经久不愈的溃疡，由于经常受到咀嚼、说话的刺激，日久也有可能会发生癌变。特别是在与牙齿接触的那些部位，如存在着未拔除的残存破损的牙齿，或者佩戴的义齿制作不合适，其锐利边缘不断刺激，刮破了黏膜，产生溃疡，如不去除刺激因素，溃疡不但不会痊愈，还会日益加重。这种经久不愈的溃疡，也有可能是一种癌前病损，极易癌变。有了口腔溃疡不要一概轻视，如有可疑就应及时到医院检查，切不可粗心大意，延误治疗时机。

64 为什么老年人长期口腔溃疡应警惕？

口腔溃疡是一种最常见的口腔黏膜疾病，一般 7～10 天自愈。老年人口腔黏膜与血管弹性差，腺体分泌功能低下，口腔的抗病能力降低，致使口腔溃疡难以愈合而病情迁延。另外，相当一部分老年人口腔内有残冠、残根或戴有不合适的义齿，有些老年人还有刮舌苔、喜食滚烫辛辣食物、嗜酒、吸烟等不良生活习惯，在这些慢性刺激长期的作用下，口腔溃疡容易恶变。所以老年人一定要警惕那些疼痛不明显、边缘不清晰、经久不愈合的口腔溃疡，一般认为口腔内的慢性溃疡性炎症如超过 3 个月不愈即为癌前病变。

口腔的恶性肿瘤因过快生长表面破溃，也常常表现为经久不愈的口腔溃疡。口腔黏膜的恶性肿瘤以鳞癌多见，常发生于 40 岁以上的中老年人，癌性溃疡基底硬，呈菜花状，表面常有脓性或坏死脱落组织覆盖，活体组织检查可见癌变组织。

老年人得口腔溃疡也不必过度紧张，口腔溃疡不一定都会恶变，只有在慢性长期的刺激持续作用下才有一部分转变成癌。当口腔黏膜出现长达 1 个月以上仍未愈合的溃疡时应特别留心，建议到医院就诊，明确溃疡性质，做到早发现早治疗。

65　口腔白斑会恶变吗？

口腔白斑是最常见的口腔黏膜斑纹类疾病，医学上的定义为"口腔白斑是口腔黏膜上以白色为主的病损，不具有其他任何可定义的损害特征；一部分口腔白斑可转化为癌"，所以口腔白斑是癌前病变。

口腔白斑好发于中老年男性，主要表现为口腔黏膜上的白色斑块。但是并非口腔黏膜上出现的所有白色斑块均可诊断为白斑。白斑有斑块状、皱纹纸状、颗粒状、疣状等多种类型，通常高出黏膜表面，多数病人仅感觉粗糙不适，如果白斑表面出现溃疡，病人可出现刺激痛或者自发痛。

口腔白斑目前病因不明，但吸烟、咀嚼槟榔、来自残根残冠和不良义齿的机械刺激等局部因素与白斑的发生关系密切。遗传因素以及念珠菌感染、人乳头瘤病毒、人类免疫缺陷病毒等微生物感染也可能与白斑的发生有关。

口腔白斑病人有 3%～5%的恶变率。以下情况者癌变倾向较大：

（1）60 岁以上者。

（2）不吸烟女性，尤其年轻女性。

（3）吸烟史长，吸烟量大。

（4）舌缘、舌腹、口底及口角部位有病损。

（5）疣状型、颗粒型、溃疡型及伴发念珠菌感染的白斑。

（6）有刺激痛症状者。

发现口腔黏膜白色病变的病人，应尽早就诊以明确诊断；已诊断为"口腔白斑"的病人，既不可掉以轻心，也不必过分紧张，去除口腔内的刺激因素，养成健康的生活习惯，并定期复诊，发现病损有癌变倾向，应及时手术切除。

 66　什么是舌炎？

舌炎是舌以红、肿、热、痛为表现的炎症。

引起舌炎的原因很多，以全身因素多见，如营养不良、维生素缺乏、内分泌失调、月经周期影响、贫血以及真菌感染、滥用抗生素等。局部因素常见锐利牙尖、牙结石、不良修复体及进食刺激性食物等。

常见的舌炎有以下几种：

（1）游走性舌炎：又称地图舌，表现为舌乳头呈片状剥脱，形似地图。病人一般无自觉症状，不需要特殊治疗；若伴有刺激痛，可做相应的消炎止痛处理。

（2）沟纹舌：又称裂纹舌，表现为舌背不同形态不同方向排列的裂纹。一般也不需要治疗，应注意保持口腔清洁。

（3）正中菱形舌炎：损害区通常位于舌背正中后三分之一处，形似菱形或圆形、椭圆形，炎症区直径一般一厘米左右，前后径大于左右径，颜色微红，与周围组织有明显的界线，基底部较软。一般也不需要治疗。

（4）毛舌：是由于舌背上丝状乳头的角化上皮延缓脱落，增生的丝状乳头形成绒毛状而得名。若染色或感染真菌可形成红毛舌、黑毛舌，一般无症状，毛过长时可产生痒感或恶心。

舌背黏膜有四种乳头：丝状乳头、菌状乳头、轮廓乳头和叶状乳头。这些乳头受到刺激可发生炎症，并产生不同程度的疼痛不适。丝状乳头的炎症会导致萎缩性舌炎，又称镜面舌，因丝状乳头萎缩，舌背光滑呈红色，严重者菌状乳头也萎缩，有灼痛感。其他乳头发生炎症时表现为红肿、灼痛，对局部的刺激例如酸、辣、烫敏感。值得注意的是，轮廓乳头炎、叶状乳头炎一定要与发生于此的恶性肿瘤相鉴别，必要时可取活组织检查以确诊。

得了舌炎怎么办？

首先是保持口腔卫生，坚持早晚刷牙，饭后漱口，去除口腔内的不良刺激因素，配合使用漱口水、膜剂等以消炎止痛；针对不同的个体情况，口服维生素 C、B 族维生素类药物，并改善全身疾病。

67 为什么舌头上有裂纹？

正常的舌背黏膜表面平整，舌苔细腻光滑，然而某一时期，你可能偶然发现舌背出现数条不同形态、不同方向排列的裂纹，这是什么原因呢？

这样的舌体称为沟纹舌或裂纹舌，属于舌炎的一种。沟纹舌主要表现为舌背的纵横沟纹，沟纹深浅、长短不一，随着年龄的增加可加重。该病原因不明，学者们推测可能与先天发育、地理环境、全身疾病、微量元素缺乏等因素有关。

得了沟纹舌不必恐慌，该病一般无任何症状；裂纹较深者，由于沟纹内残留食物残渣，细菌定植引发感染会出现口臭和疼痛。沟纹舌是良性病变，其沟纹底部黏膜连续完整，所以病人不必担心沟纹的加深会导致舌体裂穿。该病一般不需要治疗。为了防止食物残渣和细菌在沟内积聚产生口臭，可在饭后及睡前用软毛牙刷清洁舌部。但当沟裂合并了炎症并出现疼痛时，需要用消炎防腐止痛的含漱剂漱口。伴有维生素缺乏或贫血者可口服 B 族维生素、铁剂等。如果舌体正中纵沟过深疼痛难忍，可考虑手术切除，拉拢缝合。

68　什么是地图舌？

地图舌是发生在舌黏膜浅层的非感染性炎症。病损的形态和位置多变，故又称为游走性舌炎。

地图舌的确切病因尚不明了，有一定的遗传倾向。任何年龄都可以发病，但多见于儿童和婴幼儿。

地图舌表现为舌背黏膜圆形或椭圆形的剥脱样红斑，单发或多发，可扩大或融合，融合后常类似"地图边界"。舌丝状乳头在病损中央区萎缩，在周边区增厚，菌状乳头无改变。病损的位置和形态不断变化，似在舌背游走。病人一般无不适，但合并细菌、真菌感染时，进食热、辣等刺激性食物可有烧灼样痛或钝痛。地图舌往往有自限性，发作一段时间后黏膜可恢复正常，经过一段时间的间歇期后会再次发作。

患地图舌病不必紧张，该病既无明显不适，又不会恶变，故一般不需治疗。如果合并感染，可使用含漱药物漱口并保持口腔清洁。日常生活中应注意排除和避免可能诱发地图舌的刺激因素，如不食用辛辣的刺激性食物，去除口腔内病灶，保持口腔卫生；调节情绪，避免劳累，均衡营养。

69 舌头上怎么会长毛呢?

在正常情况下，由于咀嚼和吞咽动作，以及唾液、饮食的冲洗，舌背表面仅有薄白的一层舌苔。当舌背黏膜的丝状乳头过度伸长和延缓脱落时会形成毛发状损害，称为毛舌。

毛舌的发生一般认为与口腔环境状况不佳有关。正常情况下食物与舌腭黏膜的摩擦使丝状乳头角化层不停脱落，当疾病或疼痛使舌运动减少时，舌丝状乳头延迟脱落并有细菌和真菌覆盖而形成毛舌。例如长期滥用抗生素会导致口腔真菌感染，患全身性疾病的病人因身体抵抗力降低也会导致毛舌。根据所感染微生物及沉积物质的不同，毛舌可呈现多种颜色，分别称为黑毛舌、白毛舌、绿毛舌等。

毛舌的病人首先要查找病因并加以纠正。例如停用可疑药物和食物，积极治疗全身性疾病，纠正口腔酸性环境等；同时加强口腔卫生，每日用牙刷清洗舌毛区；或用消毒剪刀仔细修剪过度伸长的丝状乳头，以减少其对腭部的不良刺激，但不能伤及黏膜表面；局部使用抗真菌药物治疗。

预防毛舌，需保持口腔卫生，少吃酸性食物，正确使用抗生素，戒烟戒酒。

70 什么是唇炎?

唇炎是发生于唇部的炎性疾病的总称，按病程发展可分为急性唇炎、慢性唇炎；按病因病理可分为慢性非特异性唇炎、过敏性唇炎、良性淋巴增生性唇炎、肉芽肿性唇炎、腺性唇炎、光化性唇炎等多种类型。

唇炎常见的临床表现为干燥、皲裂、脱屑、肿胀，时轻时重，日久不愈，如慢性非特异性唇炎；也有以糜烂湿疹为主要症状者，如光化性唇炎、良性淋巴增生性唇炎；肉芽肿性唇炎、腺性唇炎以唇部肿胀为主要表现，腺性唇炎病人的唇黏膜可见唇腺导管口，有透明的黏液自导管口排出。

除过敏性唇炎、光化性唇炎有明确病因（接触过敏原），其他类型唇炎病因不明。现代医学推测其与寒冷、日晒、化妆品刺激、感染、营养缺乏以及舔唇等不良习惯有关。

治疗唇炎，首先是避免刺激、去除过敏原，例如改变咬唇、舔唇等不良习惯，戒烟戒酒，避免寒冷刺激，忌食辛辣食物，停用可疑药物；保持唇部湿润等；干燥脱屑型唇炎可用抗生素软膏或激素类软膏局部涂布；糜烂结痂的唇炎需坚持湿敷，皲裂愈合后涂布软膏类药物；多吃新鲜蔬菜，以增加 B 族维生素的摄取；病情严重反复发作者，及时到医院就诊。

71 什么是口角炎？

所谓口角炎，是指发生在两侧口角处的炎症的总称，主要症状是皲裂、口角糜烂和结痂等。发病开始自觉唇部干燥，在口角区的皮肤处有红斑继而出现灰白色浸渍、软化、增厚，并出现横向皲裂，结痂。病人常常因为干燥不适而频繁舔触，从而使烧灼感和张口疼痛加重。

营养不良或者维生素缺乏、感染、接触过敏原或者毒性物质（如某些唇膏、油膏、药品等）、创伤（急性创伤、严重物理刺激或某些不良习惯）均可导致口角炎的发生。营养不良性口角炎也可继发于糖尿病、贫血、免疫功能异常等全身疾病而发病。对于这类口角炎主要以纠正病因为主，并局部配合湿敷以消除炎症。对于感染性口角炎可针对不同的感染病菌选择合适药物，并且改善局部可能引起感染的不利因素，如修改不良修复体（义齿等）、增加殆垫等。

总之，如果患了口角炎应及时到医院就诊，及时寻找、消除病因。

72　口唇经常干燥怎么办？

嘴唇干燥不舒服，很多人会下意识地舔唇，结果却往往越舔越干，越干越舔，形成一个恶性循环，舔得口唇周围皮肤粗糙脱屑，甚至嘴唇肿胀、干裂渗血，形成唇炎。

嘴唇干燥的原因很多，常见的原因一是天气寒冷干燥或说话太多，唇红黏膜缺少水分导致干燥；二是微量元素缺乏或一些全身性的疾病导致的营养不良，也会造成嘴唇干燥脱屑。

嘴唇干燥切忌舔唇。舔唇只能带来短暂的湿润，唾液蒸发时会带走唇部更多的水分，使你的唇陷入"干-舔-更干-再舔"的恶性循环；另外唾液里面含有淀粉酶等物质，会引起深部结缔组织的收缩，导致唇黏膜发皱，还会刺激黏膜产生口角炎。那么口唇干燥时怎么办呢？

（1）唇部保湿。可选用成分单一的凡士林或者香油、蜂蜜等，但避免滥用口红或低劣的保湿唇膏，也避免使用含激素类的药膏。

（2）已形成结痂的嘴唇，可用无菌纱布湿敷后去掉死皮，然后涂上一层凡士林。

（3）多饮水，每天补充新鲜的水果和蔬菜，也可同时服用 B 族维生素；纠正全身性的疾病。

（4）必要的时候可以佩戴口罩，保持唇部的温度和湿度。

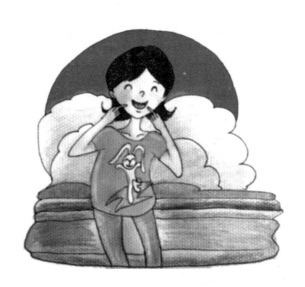

 73 为什么会口臭？

口臭是指呼吸时口腔里产生的不良气味。有些人口臭较重，自己能够觉察到；有些人则是通过旁人的反应，知道自己有口臭。口臭会使人产生自卑心理，恐惧与他人的近距离交往，也会给身边的人带来尴尬不适。那么为什么会有口臭呢？

口臭在医学上分为真性口臭、假性口臭和口臭恐惧症，后两者所抱怨的口臭实际上并不存在，往往由精神因素引起。真性口臭就其引发原因可分为不同的类型：

生理性口臭：食用葱、蒜等刺激性食物、抽烟、口腔卫生欠佳等均可引起短暂的口臭，为非疾病状态所致。

病理性口臭：是由疾病或口腔内组织异常所致的口臭。可分为口源性口臭和非口源性口臭。口源性口臭占口臭的 80%～90%，常见的引发口臭的病因有龋齿、牙龈炎、牙周炎、根尖周炎，以及各种原因导致的唾液量减少、流速减慢。非口源性口臭多来源于与口腔相通的邻近组织病变，例如鼻窦炎、鼻咽部肿瘤、肺部肿瘤、肺炎等；一些系统性疾病如胃肠功能紊乱、肝硬化、糖尿病等产生的恶臭性物质，经由血液循环带往肺泡呼出时也可产生口臭。

口臭是可以治疗的。非口源性口臭在原发病灶得到控制后即能缓解；口源性口臭病人除治疗口腔疾病以外，养成良好的口腔卫生习惯很重要，并需进行定期的口腔检查。

74 吸烟饮酒对口腔黏膜有啥危害？

吸烟与饮酒是大家公认的危害身体健康的因素，众所周知，长期吸烟与饮酒可引起肺部及肝脏等器官疾病，但关于吸烟与饮酒对口腔黏膜的危害，人们却知之甚少。接下来，我们将介绍长期吸烟与饮酒可引起的口腔黏膜疾病。

（1）吸烟饮酒常可引起口腔黏膜斑纹类疾病，如：①口腔白色角化病，即出现在唇部、颊黏膜、硬腭部的灰白色斑块，常由长期吸烟直接造成，严重程度与吸烟量成正比；②口腔白斑，常见于颊及舌部，常由吸烟及饮烈性酒造成，表现为白色或红白相间的斑块；③口腔黏膜下纤维化，嚼槟榔为其主要致病因素，但吸烟饮酒常可加重其病变。以上斑纹类疾病，口腔白斑及黏膜下纤维化又常被认为是癌前病变，出现以上症状时，需引起高度重视。

（2）吸烟饮酒的长期刺激可引起慢性唇炎；长期吸烟可导致毛舌，即舌体的角化增生；还可引起口腔内的色素沉着，即口腔黏膜出现棕色至黑色的色素斑，主要见于唇、颊及下前牙的附着龈，易引起牙周及牙龈疾病。

综上所述，吸烟饮酒对口腔黏膜有较大危害，烟酒嗜好者应力争戒除烟酒、减少对口腔的不良刺激，预防口腔疾病的发生。

（于新波　邓　婧　徐全臣）

第三章　口腔颌面外科

75　什么样的牙需要拔除？

　　简单地讲，没有保留价值的病牙都可以拔除。很多病牙可以经过治疗而恢复功能。经过治疗无法恢复功能的牙齿，放置不管可能会成为病灶牙，就应该拔除。牙拔除术的适应证是相对的，可以参考如下：

　　①不能治疗的晚期牙周病，牙松动明显，影响咀嚼，引起牙疼。②严重龋坏牙，不能修复。但如果牙根及牙根周围情况良好，可经治疗后做桩冠或覆盖义齿，不必拔除。③不能用根管治疗等方法保留的根尖周炎病变者。④创伤牙因外伤折裂至牙龈下，或同时有牙根折断，不能用其他治疗方法保存者。骨折线上的牙，应根据具体情况决定，一般应尽量保留。⑤移位或错位牙如影响功能及美观，造成邻近组织病变或邻牙龋坏，不能用正畸手段矫治到正常位置的，可考虑拔除。⑥引起邻牙龋坏或反复引起冠周炎的阻生牙。阻生牙俗称智齿，一般16岁后萌出，常见萌出异常，是口腔颌面部感染的常见病灶牙，一般要拔除。⑦位置不正或妨碍美观和功能的多生牙也应拔除。一般位于上颌门齿正中，外形呈锥状，又称锥形牙，容易引起门齿龋坏。⑧因治疗需要而拔除的包括：因牙列不齐正畸矫治需要进行减数的牙；因义齿修复的需要建议拔除的牙；放疗前为预防放射性骨髓炎而需拔除的牙；肿瘤侵及的牙，不能保留或因治疗需要而应拔除。⑨滞留乳牙应当拔除。乳牙共20颗，如果新牙萌出而乳牙不脱落则应拔除。但在

成人牙列中的乳牙，下方无恒牙或恒牙阻生时，如乳牙无松动且有功能，则不必拔除。⑩疑为引起某些疾病的病灶牙也应拔除。引起某些局部疾病如颌骨骨髓炎、上颌窦炎等的病灶牙，应在急性炎症得到控制后拔除。

通过以上资料我们也了解了什么样的牙齿需要被拔掉，生活中当我们有牙疼痛时，不要认为拔掉它就是最好的办法，我们应该接受医生的检查，找到更适合的办法。

76　患有什么疾病不适宜拔牙？

有些病人到医院要求医生给其拔牙，可医生告诉他不能拔。这是为什么呢？因为病人的身体状况暂时不适宜。那么，哪些疾病暂时不适宜拔牙呢？下面我们向大家介绍一下：

（1）严重的高血压：血压高于 180/100 毫米汞柱者，此时不宜拔牙。一般将血压控制在 160/95 毫米汞柱以下方可。

（2）心脏病：并伴有其他脏器损伤的病人，比如：近期发生的不稳定性心绞痛、严重心律失常、风湿性心瓣膜病等。

（3）血液病：有出血倾向的血液病病人不宜拔牙。如：贫血，血红蛋白低于 80 克/升，白血病，原发性血小板减少性紫癜，血友病等。

（4）肝病：重度肝炎。

（5）肾病：急性肾炎，慢性肾功能不全，严重的肾功能衰竭的病人。

（6）糖尿病：空腹血糖高于 8.9 毫摩尔/升。糖尿病容易引起伤口经久不愈，并容易导致伤口感染。

（7）甲状腺功能亢进者。

（8）恶性肿瘤：恶性肿瘤病人，如牙位于恶性肿瘤中或已被肿瘤累及，单纯拔牙可能激惹肿瘤引起扩散，应视为禁忌。一般应与肿瘤一同切除。放射治疗前，位于照射部位的患牙，应在放射治疗前7~10天拔除或完成治疗。在放疗期间和放疗后3~5年应禁止拔牙，以避免形成放射性骨髓炎。

（9）去肾上腺皮质功能不全病人。

（10）肺结核开放期的病人。

（11）神经精神疾患：主要为合作问题。如帕金森病，经常有不随意的活动；大脑性麻痹，有痉挛状态；这些病人皆不能合作。除非使用全麻，方可进行拔牙。

（12）急性炎症期、炎症未得到控制的病人。

（13）月经期：有可能引起代偿性月经量增多。

（14）女性在妊娠前三个月和最后三个月不宜拔牙，避免引起早产和流产。

（15）空腹、过度疲劳者，容易发生晕厥。

拔牙禁忌证是相对的。以上大部分疾病，经过医生正确的对症治疗以后，比如高血压、急性炎症等服药后，症状得到控制，牙齿还是可以拔除的。

77 高血压、心脏病病人什么条件下可以拔牙？

高血压、心脏病病人拔牙前必须请心内科医生会诊。

高血压者需服用降压药物，将血压控制在 160/95 毫米汞柱以下，稳定至少一周之后方可拔牙，而且拔牙当天必须服用降压药物。

心脏病病人也需请心内科医生会诊，确定心脏疾病的性质，能否耐受拔牙。经过治疗，心脏病得到控制后，才能到口腔科医生那儿拔牙。而且，拔牙时要带心内科的治疗记录和心电图检查或超声心动图等相关检查结果。拔牙时还需带速效救心丸或硝酸甘油滴丸或舌下含化片等药物，以备紧急情况时服用。

高血压、心脏病病人，拔牙前还需做好以下准备：①拔牙前一天晚上要休息好，不要因拔牙而过度紧张影响睡眠。②不要空腹去拔牙，应吃饱饭。③拔牙前，医生应向病人讲明拔牙的必要性且拔牙只是小手术，并不复杂，以消除病人的紧张情绪。患高血压、心脏病的病人，大多是老年人，这部分人群多患有牙周疾病，拔牙相对简单。④同时告诉病人，所用麻醉药是不加肾上腺素的利多卡因。该药很安全，因为它有轻度扩张血管，降低血压和抗窦性心律失常的作用。⑤准备心电监护仪。可根据病情，选用心电监护仪，在心电监护下拔牙，随时可以处理心脏意外，以保证安全。⑥还要强调一点，病人千万不要隐瞒病情。有些病人担心医生不给他拔牙，让他去心内科会诊，嫌麻烦，就谎报病情。告诫病人，千万不要拿生命开玩笑。隐瞒病情，医生不能做出正确的治疗计划，不只是耽误拔牙这么简单，而是影响生命的抉择。

78 糖尿病病人什么条件下可以拔牙？

糖尿病病人和高血压、心脏病病人一样，拔牙前也需请内分泌科医生会诊。

糖尿病病人容易引起伤口经久不愈，并容易导致伤口感染。因此，当血糖高时绝不能拔牙。只有当空腹血糖控制在 8.9 毫摩尔/升以下时方可。去口腔科拔牙时还要带上最近一周的血糖检查报告单。

和高血压、心脏病病人一样，糖尿病病人要做好心理和生理的准备，不要紧张，要休息好。去医院时最好携带一些小点心或糖块，以防拔牙后发生低血糖导致头晕。

 79 血液性疾病病人什么条件下可以拔牙？

许多患有血液性疾病的病人，原则上是不能拔牙的，尤其患有出血倾向的血液病病人更不宜拔牙。但是，因病情需要，有些血液性疾病的病人必须拔牙，怎么办呢？答案是抓紧时间治疗血液性疾病，经过治疗，病情稳定，方可拔牙。拔牙对常见血液性疾病的要求：

（1）贫血：血红蛋白应高于 80 克/升。

（2）白血病：血常规基本正常。白细胞在 $(4 \sim 10) \times 10^9$/升。

（3）原发性血小板减少性紫癜：经过治疗，血小板数值及血凝常规值在正常值范围内。

（4）血友病：拔牙前应明确诊断，输Ⅷ因子，血凝常规值在正常值范围内。

80 病人拔牙前应注意什么？

拔牙是口腔科最常施行的小手术，但有时却会酿成事故，带来不应有的损失和痛苦，重者还会危及生命。所以拔牙前既需要身体准备，更需要心理准备。许多病人对拔牙存有焦虑、恐惧的心理，因紧张、害怕而回避拔牙，或者在拔牙过程中不能配合牙医，甚至发生晕厥等。

病人在拔牙前应该注意以下事项：

（1）首先，不能空腹拔牙，容易晕厥。

（2）有拔牙禁忌证的病人，需要了解自己有什么疾病或不适，要带齐既往的就诊病例和 X 线片等。就诊时不能隐瞒病情。

（3）月经期和妊娠期不能拔牙。

（4）剧烈的运动、劳动后，饮酒之后不宜拔牙。

（5）有普鲁卡因麻醉药过敏史者需要告诉医生。

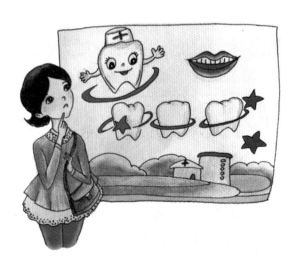

（6）感冒、炎症期的病人，应暂缓拔牙。

拔牙前，一定要精神放松，增强自信心，保持情绪稳定。

 病人拔牙后应注意什么？

（1）最关键的是，拔牙以后，要平复心情，仔细地听取医生的交代。

（2）拔牙后要咬住压在伤口上的消毒棉球或纱布，以达到压迫伤口、帮助止血的目的，要坚持 30 分钟才能吐掉，不要咬得过紧或咬得时间过长。这是因为拔牙后伤口内的血液在半小时之后才能形成血凝块。如果提前吐掉棉球或纱布，易发生出血。

（3）最好在两个小时内不要吃东西，拔牙当天要吃软食，以温冷为宜，可用另一侧咀嚼。

（4）拔牙当天不要漱口，不要多吐口水，防止出血或感染。不要因口腔内有血腥味而反复吮吸、吐掉血凝块，而致创面不能形成有效血凝块导致拔牙后出血不止。

（5）拔牙当天不要刷牙。若急于漱口刷牙，则有可能将血块漱掉、刷掉而造成再次出血，或引起牙窝空虚而导致疼痛难忍的"干槽症"，延长痊愈时间。

（6）拔牙当天尽量少运动，少讲话。忌烟酒和辛辣食物。

（7）拔牙后 24 小时内，口水中有血丝属正常现象，可以口腔含冰止血。但如果出血不止，应立即去医院检查。

（8）拔牙以后切忌用手指触摸伤口，因为手指上沾有大量病原微生物，易造成拔牙伤口的感染，同时也会破坏已形成的血凝块。

（9）如拔牙时口腔有缝线，一般在 7 天后才可拆线。

（10）一般拔牙不用口服抗生素，难度大的牙拔除之后有轻微的发热属正常现象。如果拔智齿或创伤大的牙可口服抗生素 2~3 天以预防拔牙窝感染。

（11）拔牙后如口腔内有大量血凝块，说明有活跃性出血。应先在牙窝内咬上纱布或棉球，然后去医院检查处理。

 拔牙后牙窝是怎样长上的？

拔牙后，有些人担心，这么大一个牙窝怎么能长上？吃饭掉进去饭粒怎么办？您不必担心，身体有能力自己恢复。

当牙齿被拔除之后，牙槽窝（即牙窝）内就被血液充满，这些血液迅速凝固成血块，血块内含有纤维素网，网眼内充满红细胞、白细胞等。牙龈组织由于失去牙齿的支持而向内卷曲、向下塌陷，与血块接触，被覆在血块之上，从而保护了血块，使之不易脱落。

拔牙 24 小时之后，血块开始发生一系列的变化。首先血块开始机化，在血块周围有成纤维细胞向血块内增生，3~4 天后牙龈上皮也从四周向血块表面生长，渐渐的血块表面完全被上皮组织覆盖，血块表面就长好了。大约两周后，牙槽骨骨小梁增生进入被机化的血块中，并逐渐的充满牙槽窝，此时软的血块就变成了硬的牙槽骨，牙槽窝基本上就长好了。

拔牙后牙窝长不上怎么回事？什么是干槽症呢？怎么治疗？

拔牙后，牙槽窝局部疼痛会逐渐减轻。但如果 3~4 天后疼痛不减，反而加剧，且伴有口臭，重者疼痛向耳颞部放射，则很有可能是发生了干槽症。干槽症一旦发生，拔牙窝就很难长上了。

干槽症是指牙槽窝没有愈合，其内的血凝块溶解破坏了，牙槽窝骨质暴露，导致神经末梢显露，从而出现疼痛、口臭。干槽症好发于下颌第三磨牙拔除后的牙槽窝。真正的病因至今不甚明了，但与细菌感染、拔牙时的创伤、拔牙窝过大以及病人身体状况等有关。还有个别病人嫌牙槽窝内的血块有血腥味，故意将其清除掉，这就为干槽症创造了条件。

一旦您怀疑自己患了干槽症，应及时去医院。医生需要对局部进行处理，需要再手术刮治，刺激肉芽再生，同时口服消炎药。

智齿都应该拔除吗？

智齿是 16 岁以后萌出的第三磨牙。上下左右可能有 1~4 颗。上颌智齿有时先天缺失，下颌智齿常常萌出不规律，倾斜或低位或倒置阻生，常引起智齿冠周炎导致饮食疼痛，咽喉疼痛和张口受限，还可能食物嵌塞导致第二磨牙的龋坏。智齿往往需要及时拔除。

如果您的智齿符合下面的条件，则不需要拔除：智齿长的位置比较正常，并且有对颌的牙齿和它有咬合，刷牙能够清洁干净、不塞牙、没有任何不舒服的感觉，或者完全没有萌出并且没有任何不舒服的感觉。如果您的智齿是这样的，那么恭喜您，您不用把它拔掉了。您只需要做好清洁工作，定期检查就可以了。

除此之外的智齿，可能都难逃拔除的命运：

（1）下颌智齿拔除适应证：①反复引起冠周炎；②智齿本身龋坏，或引起邻牙龋坏；③它与邻牙之间食物嵌塞；④压迫邻牙导致邻牙牙根或远中骨吸收；⑤引起牙源性囊肿或肿瘤；⑥因正畸需要保证正畸治疗的效果；⑦为颞下颌关节紊乱病诱因的下颌阻生智齿；⑧因完全骨阻生而被疑为某些原因不明的神经痛病因者，或被疑为病灶牙者。

（2）上颌智齿拔除适应证：①本身龋坏；②与邻牙之间食物嵌塞；③无对应的下颌牙齿且下垂；④反复引起冠周炎；⑤咬颊部或摩擦颊黏膜；⑥有囊肿形成；⑦妨碍下颌髁突运动；⑧压迫邻牙，产生龋坏或疼痛；⑨妨碍义齿的制作及佩戴。

智齿拔除的难度很大，有些完全埋伏阻生的智齿，还要切开黏膜，去骨，才能拔除，因术中损伤较大，术后的反应也可能比较剧烈，有可能导致面部的术后肿胀。所以术后要常规准备消炎药、止痛药。

85 什么是智齿冠周炎？

智齿冠周炎是指第三磨牙（又称智齿）牙冠周围的牙龈发炎。常发生于18～25岁的青年，是口腔常见疾病之一。主要症状为牙冠周围软组织肿胀疼痛。如炎症影响咀嚼肌，可引起不同程度的张口受限，如波及咽侧壁则出现吞咽疼痛，导致病人咀嚼、进食及吞咽困难。病情重者尚可有全身不适、头痛、体温上升、食欲减退等全身症状。

形成智齿冠周炎的原因有：

（1）进化原因：人类的食物日趋精细，致使颌骨逐渐退化缩小，萌出位置不足，可导致智齿萌出不全而异位或阻生。

（2）解剖因素：牙龈与牙体之间形成一个狭窄而深的盲袋，容易积存食物碎屑和细菌，一般刷牙漱口难以清洗干净；当全身抵抗力下降、细菌毒力增强时，便可引起牙冠周围组织炎症。

智齿冠周炎，以下颌多见，有急性、慢性之分。临床上常以急性炎症形式出现。

在急性炎症初期，病人仅感患处轻微胀痛不适，当咀嚼、吞咽、开口活动时疼痛加重。如病情继续发展，局部可呈自发性跳痛，并可放散至同侧的头面部。炎症侵及咀嚼肌时，可引起不同程度的开口受限。检查可见牙龈瓣红肿糜烂，有明显触痛，压迫龈袋可有脓液溢出。全身可出现不同程度的畏寒、发热、头痛、大便秘结等症状。急性冠周炎进一步加重，可引起颈部多个间隙感染，可能引起颅内感染或纵隔感染以致威胁生命，需要住院治疗。手术创伤大，治疗时间长，花费大，并影响全家的正常工作。必须引起高度重视。

慢性智齿冠周炎临床上多无明显症状，仅有患处轻微压痛不适。当抵抗力下降时，常致急性发作。

一旦发病，必须及时到口腔门诊检查治疗，增强病人机体抵抗力，控制感染，促使炎症消散。急性期过后，应考虑拔除智齿或切除龈瓣消除盲袋，避免复发。

86 外伤后牙齿脱落能再植活吗?

日常生活中，常有牙齿受到外力冲击（如摔倒、斗殴、交通事故）而脱落的情况发生，尤以儿童上前牙多见。恒牙脱落不可再生，一旦失去终生遗憾。遇到这种情况该怎么办呢?

其实很多情况下，只要不延误治疗时机，外伤脱落的牙齿是可以再植的。

首先，牙再植成功的关键在于牙齿离体时间。牙齿离体时间越短，再植成功率越高。完全脱位牙半小时内再植，90%的患牙可避免牙根吸收。脱位如果超过2个小时，再植成功率大大降低。

其次就是正确的处理脱落牙齿。牙齿脱落后，应立即将牙放入原位，如果牙齿已经落地污染，应及时捡起，就地用自来水、矿泉水，医用盐水和无菌水则更好，冲洗干净，放入原位。如果不能立刻复位，可将冲洗完后的患牙置于舌下或盛有牛奶、矿泉水或生理盐水的杯子里，尽快就诊。临床上常见病人就医时将牙齿包裹在纸巾、纱布或手绢里，殊不知这一举动对牙根表面的细胞造成了不可逆的破坏。另外注意保护年轻恒牙根尖部的软组织，不要轻易扯碎。

总而言之，如果发生了意外，导致牙齿脱落，务必妥善保管患牙并在最短时间内就诊，提高牙齿再植的成功率。

什么叫牙移植？

　　再植，是指牙齿脱落后，重新放回原位。而移植，是将牙齿从一个位置，挪到另一个位置。牙移植分为自体牙移植和异体牙移植。

　　自体牙移植术：是将自身牙根未发育完成的牙，完整地拔下来，移植于自身牙弓其他的缺牙部位。目前应用最多的是，当下颌第一磨牙因龋坏严重无法保留时，将完全埋伏或行将萌出的下颌第三磨牙拔除，移植于下颌第一磨牙处。因正畸矫治需要而拔除的前磨牙，也可用于移植。

　　异体牙移植术：是将某一个体因治疗需要而拔除的健康牙，移植到另一个体的牙槽窝内。通俗地讲，是将张三的牙拔下来，移植到李四的牙槽窝内。临床上是用同种异体牙进行移植的。但因术前需做供、受个体组织配型，故应用极少。

　　有人会问：移植后的牙能成活吗？

　　很多文献报道认为自体牙移植的存活率可高达90%。异体牙移植临床少用，报道成功率仅50%左右。无论哪种移植，均会出现不同程度牙根吸收和松动现象。

 为什么有些人镶牙前需做牙床修整术？

　　牙床修整术又称牙槽嵴修整术。镶牙前为什么要做牙槽嵴修整术呢？

因为拔牙后 3~6 个月牙槽窝愈合的过程中，牙槽骨会发生吸收和改建。如果牙槽骨吸收和改建不均匀，有的部位快，有的部位慢，就会导致牙床不圆滑，坑坑洼洼，出现骨尖、锐缘、悬突等不规则外形。这种不规则外形，一则影响义齿的就位和稳定，二则义齿戴入后局部会出现压痛和不适。因此，镶牙前一些病人需做牙槽嵴修整术，为镶牙做好准备。医生将过高的骨尖，锐利的骨缘去除，一般修整后 1 个月即可镶牙。

 什么情况下舌系带需作矫正术？

孩子发音不清晰，有多种因素。一般女孩 2~3 岁、男孩 3~4 岁就可以评价发音了。发音不清，可能是智力低下，也可能是发音器官异常：如声带异常、腭裂、先天性腭咽闭合不全、舌系带短等。如果以上原因都不是，就需要多和孩子交流，多练习即可。

如果舌系带发育短小，不仅影响舌的运动，还影响发音。尤其舌腭音和卷舌音，如 zhi/chi/shi 等。这部分小朋友常表现为舌不能自由前伸，伸舌时舌尖部呈"W"形，不能上卷舌尖。为解除孩子发音不清的烦恼，就应做舌系带矫正术，这是口腔颌面外科手术之一。即用手术的方法，修复或矫正过短的舌系带，使之恢复正常的发音功能。

舌系带过短畸形或附着异常，主要见于两类人群：

（1）婴幼儿舌系带过短畸形。如果舌系带不能伸出唇外，则应该手术矫正，一般在学说话之前矫正较合适，最好在 2 岁之前，一般不超过 6 岁。

（2）无牙颌病人，由于舌系带附着处接近牙槽嵴顶，常妨碍义齿的就位和固位。此时，也需做舌系带矫正术。

90 什么情况下唇系带需作矫正术？

唇系带有两条，纵向附着于上下中切牙之间的唇侧牙龈与牙槽黏膜交界处。

唇系带在胚胎时期相当粗大，它在绝大部分婴儿出生后会随生长发育渐趋退缩。如不退缩则会在牙床门齿（中切牙）之间附着过低，引起门牙之间缝隙过宽。不退缩现象主要见于上唇系带，不仅两中切牙之间有缝，而且两中切牙还会倾斜，导致其他牙齿位置异常，影响美观。因此，当唇系带附着过低时，应做唇系带矫正术来改善。

对于前牙区缺牙的病人，唇系带附着过低，影响活动义齿就位时，也需行唇系带矫正术。

手术很简单，术后也没有明显的疼痛。

91 为什么下颌下淋巴结经常肿大？

有些人发现下颌下淋巴结肿大，很慌张，担心是癌症或者是癌症转移。其实不必紧张。颈部淋巴结肿大是常见的临床症状，下颌下淋巴结肿大是最常见的。单侧下颌下一般有 4~6 个淋巴结。淋巴结反复增大，一般是炎症性增大或淋巴结反应性增生。炎症性增大一般伴有疼痛，淋巴结反应性增生一般不伴有疼痛。

（1）炎症性增大常见的疾病有以下三类：①慢性的局部炎症如口腔内扁桃体炎、龋齿、牙周炎、脂溢性皮炎、中耳炎等，均可引起下颌下、枕部、耳后淋巴结肿大。使用抗生素治疗有效。②结核性炎症：感染结核杆菌后，小儿也可有颈部、耳后、下颌下的淋巴结肿大和疼痛，同时还伴有低热、夜间出汗、消瘦等表现。使用抗生素治疗无效。③传染病及全身感染例如麻疹、水痘、传染性单核细胞增多症、全身慢性感染及白血病等，可在全身各浅表部位摸到肿大的淋巴结。

（2）淋巴结反应性增生肿大：包括非特异性反应性增生和免疫反应性增生两种，多由生物因素（细菌、病毒等）、化学因素（药物、环境毒素、毒性代谢产物等）及变态反应性刺激等因素引起淋巴结内淋巴细胞和单核巨噬细胞反应性大量增生，从而导致淋巴结肿大。病人往往有饲养或接触宠物或接触其他外界刺激性的物体等病史。

那么，肿大的淋巴结就与癌症一点关系都没有吗？不是的。大部

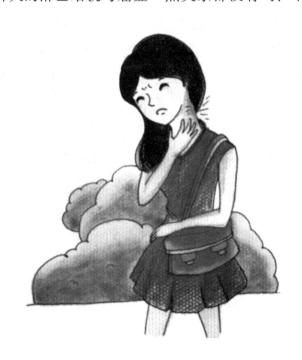

分头颈部癌症会引起颌下淋巴结转移。癌症或转移淋巴结一般不发生疼痛，是无痛性增大，而且生长迅速。这种淋巴结质地比较硬，与周围组织有粘连，活动度差或不活动。一旦发现，应该及时就诊。

92　面部危险三角区在哪？

面部危险三角区，通常指的是两侧口角至鼻根连线所形成的三角形区域。为何称其为危险区域呢？这与口腔颌面部特有的解剖生理有关。颜面部浅静脉的瓣膜发育不良，少而薄弱，同时封闭不全，通常在肌肉收缩下，可使血液逆行。当面部发生炎症，尤其在危险三角区域内有感染时，易在静脉内形成血栓，影响正常静脉血回流，并逆流至眼静脉，经眶上静脉而通向颅内的海绵窦，将面部炎症传播到颅内，产生严重的并发症——海绵窦化脓性血栓性静脉炎。一旦发生了并发症，通常可出现眼睑水肿，或结膜淤血，眼球前突，外展受限，上睑下垂甚至视力障碍等症状；炎症还可向眼部周围组织扩散，全身可出现寒战、发热、头痛等；病情严重者，甚至可发生败血症，毒血症，危及生命。

切记，对面部危险三角区的脓点，切勿搔抓、挤压及挑刺，不然后悔莫及。

面部疖、痈、粉刺为何不能挤？

疖是一个毛囊及其所属皮脂腺和周围组织所发生的急性化脓性感染，常扩展到皮下组织。致病菌大多为金黄色葡萄球菌和表皮葡萄球菌。人体皮肤的毛囊和皮脂腺通常都有细菌在摩擦和刺激，都可导致疖的发生。疖常发生于毛囊和皮脂腺丰富的部位，如颈、头、面部、背部、腋部、腹股沟部及会阴部和小腿。

多个疖的融合，在皮下脂肪筋膜组织中形成多个互相沟通的脓肿，则称为痈。

粉刺又称痤疮，俗称青春痘，为慢性炎症性毛囊皮脂腺疾病，是皮肤科最常见的疾病之一。

粉刺好发于青春期男女，男性略多于女性，但女性发病早于男性。有80%~90%的青少年患过痤疮，青春期后往往能自然减退或痊愈，个别病人也可延长到30岁以上。

粉刺又分白头粉刺和黑头粉刺。是与毛囊一致的圆锥形丘疹，不发红，也不隆起于皮面，数量少则不易察觉，用手可以触及含在皮肤中的米粒大的皮损。可为闭合性的，也可为开放性的。开放性粉刺顶端呈黄白色，也可因色素沉积形成黑头粉刺。可挤出头部为黑色而其下部成白色半透明的脂栓。粉刺是痤疮的早期损害，加重时可形成炎症丘疹。

粉刺和疖、痈均好发于颜面部。年轻人爱美，嫌不好看，好挤压。

面部，尤其是"危险三角区"发生感染（如疖、痈等）后，若随意搔抓、挤压、挑破、热敷及意外损伤等，都可导致炎症迅速扩散，严重时可危及生命。当面部发生疖肿，早期可用2%碘酊涂抹患处，连续数次，保持局部清洁，疖肿通常可逐渐消散；如疖肿增大，周围红肿或唇痈初起，这时局部应外敷中药，常用的有二味拔毒膏等，敷在疖顶周围，每日2~3次，可促使炎症消退；如系唇痈，形成大面积的浸润块，必须尽快住院治疗。在整个治疗过程中，还应尽量减少对局部的触动，要流质饮食、少讲话；全身症状明显者，必须卧床休息，重症病人必须应用治疗量的抗生素。

 什么是间隙感染？危险吗？

在正常的颌面部解剖结构中，存在着潜在的彼此相互连通的筋膜间隙，间隙中充满着疏松结缔组织，即血管、神经、脂肪等。正常情况下间隙不显现，只有当感染波及时才显现出间隙的存在。

炎症可局限于一个间隙内，也可波及相邻的几个间隙，甚至可沿神经、血管扩散，严重者会引起颅内感染、纵隔感染、败血症等。

颌面部左右侧各有10余个间隙，感染大多为牙源性，常见于下颌智齿冠周炎、牙槽脓肿、颌骨骨髓炎等。其次是腺源性感染，主要见于扁桃体炎、淋巴结炎、涎腺炎等。其他如血源性、损伤性、医源性感染较少见。

一个间隙感染，如果不及时治疗或治疗不恰当，极易引起多间隙感染。一旦多间隙感染发生，病情恶化迅速。局部红肿热痛明显，张口受限，饮食困难。全身则出现高热等中毒症状。此时病情危重，病人和医生都不能怠慢，要高度警惕。局部可外敷散瘀、消肿、止痛的中药膏，脓肿形成之后应及时切开排脓。全身则给予适当足量的抗生素，同时要注意加强全身营养与支持疗法。及时有效的治疗，很快会化险为夷，否则会发生悲剧。

95 口腔颌面部外伤有什么特点？

口腔颌面部位于人体的最前端，又是一个暴露的器官，平时无设防保护，个别地区的人只在冬天戴帽子口罩，以取暖。当意外发生时，首先受损伤的往往是口腔颌面部。因为口腔颌面部部位和功能的特殊性，每个人有必要了解一些口腔颌面部外伤方面的特点和知识，以防意外。

口腔颌面部血运丰富，受到损伤后出血较多，易形成血肿和组织水肿，如血肿和水肿发生在口底和舌根等部位，容易影响呼吸道的畅通，甚至引起窒息。但由于面部血运丰富，抗感染力和组织修复再生能力较强，创口愈合也较快。

颌面部与重要器官相连。上接颅脑，严重创伤常伴发颅脑损伤，如脑震荡、脑挫伤、颅底骨折等。下连颈部，容易并发颈部损伤，如颈部血肿、颈椎损伤、严重者高位截瘫等。

如果口腔颌面部损伤伤及唾液腺、面神经等，则引起唾液腺瘘，面瘫等。眶部、唇颊部、鼻部等部位开放性损伤时，愈合后常可发生不同程度的瘢痕挛缩，使正常的组织器官发生变形，影响病人的容貌，严重者面部毁容，造成心理障碍。

颌面部损伤也常会发生颌骨骨折，还常伴有牙齿损伤，折断的牙碎片或脱落的牙齿极有可能吸入或落入气管，以及嵌入软组织中而造成二次损伤。

颌面部损伤后常波及口腔、鼻腔等腔窦器官，这些腔窦中有细菌存在，当创口与窦腔相通时，易导致创口污染。

任何一个部位的损伤，都会影响该部位的功能。口腔颌面部也一样，损伤后影响张口、进食、咀嚼、吞咽，以及语言、表情等功能。

96 口腔颌面部软组织损伤应如何处理？

口腔颌面部不同于身体其他部位。身体其他部位功能单一，而口腔颌面部功能繁多而复杂。身体其他部位外伤，愈合后瘢痕包裹在衣服里，不会造成其他影响。而口腔颌面部暴露在外，是人与人交往的"工具"，外伤后大多留有瘢痕。由于部位和功能的特殊性，它不可能被包裹。

因此，口腔颌面部软组织损伤后的处理至关重要，应做到面部功能和美容相统一的原则。作为病人或亲属、朋友，应在第一时间送病人到医院，并捡拾起离体脱落的组织，放在干净的袋子或器皿中，低温保存，到医院后交给医生。作为医生不可能抹去瘢痕，但应尽力做到最好。

颌面部软组织损伤的处理，早期应彻底清除污物和破碎的牙齿组织，尽量保留移位和游离的软组织，复位缝合。由于颌面部组织的再生能力强，在伤后 24~48 小时之内均可清创缝合；如果超过 48 小时，只要伤口无明显的感染坏死，仍可清创缝合。

面部损伤的部位不同，处理的原则也不一样。如颊部和口内的穿通伤，应严密缝合口内伤口，外部对位缝合；如颊部组织缺损较大，可以利用周围软组织瓣转移覆盖，或应用其他皮瓣转移修复。

舌损伤时由于组织较脆，缝合时应用较粗的缝合线。唇部的损伤在缝合时要注意对齐唇红缘部分，以免错位愈合后影响美观。腮腺的损伤，要严密缝合腮腺筋膜，如有腮腺导管断裂，需要吻合导管，有面神经断裂时，需要吻合面神经。

由于面部的损伤多为开放性，创面常被污染，应尽早进行清创。清创缝合后要及时注射破伤风抗毒素，尽早使用抗生素控制感染。

 口腔颌面部损伤大出血怎样应急处理？

由于面部血运丰富，因而外伤时失血较多。但紧急情况下，对于面部出血应根据损伤的部位和性质而采取相应的应急处置措施，以减少失血，防止因大量失血造成病人的失血性休克，危及生命。止血主要包括以下几方面：

（1）指压止血：如用手指压迫耳屏前方的颞浅动脉，压迫咬肌前缘的面动脉，压迫颈部的动脉于颈椎上，可减少头面部的大出血。

（2）包扎止血：对于面部的出血和渗血，可以在出血创口表面盖上敷料，加压包扎，但要注意保持呼吸道通畅。

（3）填塞止血：有组织缺损和洞穿性创口的出血，可用纱布填塞后压迫止血。但颈部或口底的出血，填塞时也应注意保持呼吸道通畅。

（4）结扎止血：颌面部严重的出血，如有医疗条件可以找出出血的血管进行结扎，甚至可结扎颈外动脉。

（5）药物止血：局部可以应用外用药物，还可以肌内注射或静脉注射药物来止血。

98 口腔颌面部损伤怎样急救，预防窒息？

窒息是口腔颌面外伤后的一种危急并发症，严重威胁病人的生命。急救的关键在于早发现，早处理。如果已出现呼吸困难，更应争分夺秒，立即进行抢救。

对于因血凝块、骨碎片、牙碎片等各类异物引起的窒息，应立即用手指（最好裹以纱布）或其他器械掏出堵塞物，同时采用侧卧或俯卧位，清除分泌物，以解除窒息。

对下颌骨颏部粉碎性骨折导致舌后坠引起的窒息，应迅速撬开口腔牙列，用器械把舌拉出口外，粗丝线缝合舌组织，牵引线固定于口腔外，同时保持头偏向一侧，或俯卧位，便于分泌物外流。

上颌骨水平骨折并向后下方移位时，可通过两侧上颌磨牙，用夹板、筷子等，以头部为支点将上颌骨托起并固定。

口底、舌根部损伤后局部形成血肿和组织水肿可放置不同型号的通气管。紧急情况下，可立即用粗针头由颈前部环甲膜刺入气管，以解除窒息，随后行气管切开术。如呼吸已停止，应立即作紧急气管内插管，或作紧急环甲膜切开术，待病人平稳后再行气管切开术。对于腭部撕裂伤，如游离的软组织堵住了口咽部通气，应将游离下垂的黏膜瓣缝回原处或者剪掉，以改善通气。对吸入性窒息，应立即进行气管切开术，吸出气管内分泌物及其他异物，恢复呼吸道通畅。

在运送伤员时应注意保持呼吸道通畅，采用俯卧位或侧卧位，以利于引流和防止舌后坠，避免血凝块及分泌物堆积在咽部。

99 颌骨骨折怎样应急处理？

口腔颌面部的骨折主要包括上下颌骨骨折、颧骨颧弓骨折等。由于颌骨位于人体的颌面部，如果处理不当，不仅会造成面部畸形，影响美观，而且常常造成面部的运动功能障碍。在应急处理和手术治疗时应注重颌面部形态和功能的恢复，如咬合关系、张口度等。

如果开放性伤口伴有颌骨骨折，可以同期进行骨折的复位和清创缝合创口，尽量保留复位固定游离的骨组织。如果颌骨骨折不伴有开放性创口，可以在创伤后1周左右，待水肿消退后再进行颌骨骨折的复位手术。

如果病人伴有颅脑损伤，颈椎损伤以及胸部损伤等，应等待这些重要部位病情稳定后再进行颌骨骨折的治疗。

儿童的一些颌骨骨折，如果在混合牙列期，骨折移位不明显的情况下，可以进行保守性的颌间牵引治疗。

颞下颌关节的骨折，需要根据CT和X线片来诊断和分析，再决定治疗方案。

100 怎样运送头面部损伤的伤员比较安全？

运送头面部损伤的病人时应注意保持呼吸道通畅。一般病人可采取侧卧位或头偏向一侧，及时清理口腔分泌物，避免血凝块及分泌物堵塞口咽部，影响呼吸道的通畅。

有出血的病人，需要加压包扎或应用其他方法止血，以减少失血。对颈椎损伤的伤者，应以颈套固定，搬运时，要有专人固定伤者的头部，防止摆动和扭转，搬运中严禁随意强行搬动头部。

对昏迷的伤员，应采用俯卧位，额部垫高，使口鼻悬空，以利于引流和防止舌后坠。运送途中，应随时观察伤情变化，防止窒息和休克发生。

粉瘤是怎样形成的？

中医称"粉瘤"，西医称皮脂腺囊肿。粉瘤是由粉刺发展而来的。主要是由皮脂腺排泄管阻塞，皮脂腺的分泌物不能排溢，导致局部膨胀而形成的潴留性囊肿。囊内为白色凝乳状分泌物，好像白色牙膏。

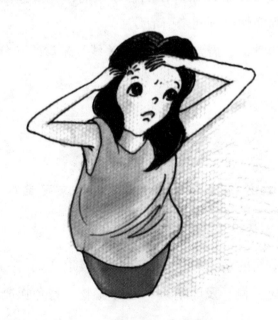

粉瘤常见于皮脂腺丰富的颜面部，小的如豆，大的则可如小柑橘。囊肿位于皮肤内，并向皮肤表面突出。囊肿呈圆形，生长缓慢，质地软，无压痛，基底可活动。囊壁与皮肤紧密粘连，中央可有一小色素点。囊肿与周围组织界限明显，一般无自觉症状。

皮脂腺囊肿有时会继发感染，表现为：局部皮肤红肿、变软、皮温升高、疼痛、化脓。个别病人还有恶变的可能。

 脸上长了粉瘤怎么办？吃消炎药管用吗？

粉瘤的发生是因为皮脂腺排泄管阻塞，所以吃消炎药是不管用的。挤压也不管用，面部挤压还有风险。一般在局麻下手术切除。沿颜面部皮纹方向做梭形切口，应切除包括与囊壁粘连在内的皮肤。

当囊肿并发感染时，可以应用消炎药，同时应切开囊肿，排出脓液和豆渣样内容物，待感染控制后 3 个月再手术切除囊肿。

 口腔颌面部会长肿瘤吗？

口腔颌面部和身体其他部位一样，也可以长肿瘤，包括良性肿瘤和恶性肿瘤，恶性肿瘤以癌为常见。

肿瘤的发生是多种因素综合作用的结果，口腔癌的发生也不例外，它是一种慢性的病理过程，多见于口腔表浅部位，有利于医生和病人自己直接检查发现，便于早期诊断，及时治疗。

口腔白斑、口腔红斑、扁平苔藓和口腔黏膜下纤维化等都被视为口腔癌前病变，需长期随访以便早期发现癌变。其中以口腔白斑的患病率最高，癌变的可能性也较大。

口腔癌的发生与多种因素有关。外在因素包括物理和化学等多方面因素。与吸烟、饮酒也存在较为明确的相关性，长期吸烟的人容易发生唇癌。咀嚼烟草比吸烟导致口腔癌的危害更大。我国的台湾、湖南等地区，有嚼槟榔的习惯，颊黏膜癌就多见。

病人口腔中的牙残根、锐利的牙尖、不合适的义齿等长期刺激相应部位的口腔黏膜，可产生慢性溃疡乃至癌变。药物也会增加肿瘤发生的危险性，使用免疫抑制剂会增加患口腔癌的危险。人类乳头状瘤病毒感染可能诱发口腔癌。

营养不良，尤其是维生素 A 及微量元素缺乏，也可引起口腔黏膜癌变。

值得注意的一点是，口腔肿瘤的发病年龄有逐渐年轻化的趋势。

104 如何判断口腔颌面部的肿瘤是良性还是恶性？

人们都不愿意生病，更不愿意得肿瘤。可一旦长了肿瘤又很无奈，随之寄希望于是良性肿瘤，那么，良性还是恶性怎样鉴别呢？

一般来说，良性肿瘤生长缓慢，呈膨胀性生长，压迫周围的正常组织，可以形成包膜，分界清楚，形状也较规则，没有疼痛，摸起来比较光滑，活动，大多数可被完全切除而不复发，能完全治愈，对人体危害较小。

恶性肿瘤生长速度快，有疼痛，局部相对固定，边界不清楚，部分恶性肿瘤病人，在疾病晚期可极度消瘦，称为恶病质。肿瘤呈浸润性生长，手术难以切除干净，术后容易复发。例如面部黑痣突然增大，同时伴有灼痒、破溃，出血、疼痛或痣上的毛发脱落；面部皮肤溃烂长久不愈，口腔牙龈肿物和顽固性的出血，口腔黏膜出现白斑，而且迅速扩大和灼痒不适等。

还要提醒大家，有些良性肿瘤可以恶变。当生长多年的良性肿瘤突然生长加速，出现疼痛、出血、面瘫等症状时，应考虑恶变的可能。还有些恶性肿瘤，早期临床表现与良性肿瘤相似。因此，告诫大家，一旦发现肿瘤，应及早治疗，不要存侥幸心理。

105 怎样预防口腔癌？

有些人认为病要来，挡不住，自己做不了主，随它去吧。这种想法是错误的。其实，许多癌症通过预防，可以大大地降低患病率。

虽然恶性肿瘤发生的真正原因目前还不明了，但人们发现某些因素可以致癌，因此就可以采取相应措施进行预防。对于口腔癌来说，预防第一，力争做到早期发现，早期诊断和早期治疗。

要了解预防口腔癌的知识，认识口腔癌的危害性。要坚持定期检查。面部要避免不必要的长时间光照，不吸烟，防止引发面部皮肤癌和唇癌；戴义齿的病人，对于义齿接触的口腔黏膜等组织有疼痛和发炎时，要及时就医；合理营养，不喝、不吃过烫的水与食物，不咀嚼槟榔等刺激口腔黏膜的东西；口内牙齿的残根、残冠（不能修复的牙）要及时拔除，戴义齿不舒服，要及时处理，去除不良刺激。

口腔颌面部手术会破相吗？

口腔颌面部的手术大多数会影响到面部的外形。由于口腔颌面部是肿瘤的好发部位之一，手术仍是治疗口腔颌面部肿瘤主要且有效的方法，而切除手术后会遗留瘢痕、局部凹陷，左右不对称等畸形。但并不会像人们所说的那样，在面部有一长瘢痕。

口腔颌面部的手术与美容密切相关，手术时，医生会充分考虑手术切口对美观的影响。一般切口会位于发迹，颌下，皮纹等比较隐蔽和术后瘢痕不明显的位置。

颌面部一些手术与整形有关系。例如正颌外科的手术，它包括牙和面型的改建，是功能和美观的改变；下颌角肥大整形术，颧骨过高或过低整复术，上颌前凸或后缩的整复术，颏部过长或短颏的整复术，面部不对称手术等。一般这些面部的整形手术切口都在口腔内进行，外面不留瘢痕，手术后会有局部的肿胀，但随着恢复会慢慢消肿而出现理想的美观效果。

所以说，口腔颌面部手术不会破相。这下您放心了吗？

 牙龈瘤是肿瘤吗？为什么切除时要拔除有关牙齿呢？

牙龈瘤是牙龈乳头处局部生长的炎性瘤样增生物。它来源于牙周膜及牙龈的结缔组织，因其无肿瘤的生物学特征和结构，故非真性肿瘤，但切除后容易复发。

牙龈瘤一般与残根、牙石、不良修复体等局部机械性刺激或慢性炎症刺激等因素有关，此外还与内分泌有关系，如女性妊娠期间容易发生牙龈瘤，分娩后牙龈瘤则缩小或停止生长。

长期存在的较大肿块可以压迫并破坏牙槽骨壁，X线显示局部牙周膜增宽，致使牙松动、移位。

治疗牙龈瘤唯一的方法是手术切除。由于牙龈瘤与牙周膜关系密切，故手术切除牙龈瘤时应将与肿瘤有关的牙齿拔除，如果不拔牙，应去除相应部位的少量牙槽骨，并刮除该处的牙周膜，以免复发。

 什么是唾液腺？

唾液腺又称涎腺。我们的口腔内之所以有口水，正是依赖于这些涎腺。

唾液腺分大唾液腺和小唾液腺。大唾液腺分别为两对腮腺和两对颌下腺以及两对舌下腺。小唾液腺众多，包括腭腺、唇腺、颊腺、舌腺及磨牙后腺等。这些唾液腺分泌的液体进入口腔内，就是我们通常所说的唾液。

正常情况下，成人的这些唾液腺，每天分泌的唾液量为1000~1500毫升。其中腮腺分泌约占30%，颌下腺分泌约占60%，舌下腺分泌约占5%，众多小腺体分泌约占5%。

唾液腺的功能就是分泌唾液，而唾液则有润滑作用、冲洗作用、浸湿作用、稀释作用、中和作用、抗菌作用、消化作用等。如果没有唾液，我们就会口干舌燥，口颌系统的功能就会受到影响。

什么是涎石病？怎么预防和治疗？

涎石病是指在腺体或其导管内发生钙化性团块而引起的一系列病变。通俗地讲，就是发生在唾液腺内的结石。85%发生在下颌下腺，其次是腮腺。

涎石常使唾液排出受阻，并继发感染，造成腺体急性或慢性反复发生炎症。

涎石病主要表现是面部或颌下肿痛而不敢进食，而进食1~2小时后，疼痛和肿胀则又会自行消退。这是因为涎腺阻塞是不完全的，当分泌减少后，涎腺就逐渐缩小，疼痛和肿胀也就随之逐渐消退。

重者疼痛剧烈，呈针刺样，称为"涎绞痛"，可牵扯同侧舌、舌尖、耳颞部或颈部。

阻塞更严重者腺体肿胀可持续数小时、数天，甚至不能完全消退。

这么痛苦，怎么预防呢？发生涎石病的原因很多，不能确定具体原因，平时应注意少吃带刺食物或带壳硬物，注意休息，不能过度疲劳或熬夜等，多饮水。

涎石病的治疗原则是：去除结石、消除阻塞因素，尽量保留腺体。可当疾病严重，导致腺体功能已经丧失时，则应切除腺体。

如果结石小，且位于导管内，可在口腔科门诊手术摘除。如果结石大，或位于腺体内，则需要住院手术摘除腺体。

110 冬春季为什么要防流行性腮腺炎？

流行性腮腺炎，俗称"痄腮"、"流腮"，是儿童和青少年中常见的急性呼吸道传染病，多见于 4～15 岁的儿童和青少年，亦可见于成年人。好发于冬、春季，在学校、托儿所、幼儿园等儿童集中的地方易暴发流行。

本病由腮腺炎病毒所引起，该病毒主要侵犯腮腺，除腮腺肿痛外，还可引起脑膜脑炎、睾丸炎、胰腺炎、卵巢炎等症状。腮腺炎病毒，在 4℃ 时其活力可保持 2 个月，37℃ 时可保持 24 小时，加热至 55～60℃ 时经 10～20 分钟即失去活力，对低温有相当的抵抗力，因而好发于冬春季节。

流行性腮腺炎是可以预防的。主要措施如下：

（1）接种流行性腮腺炎疫苗，这是预防流行性腮腺炎最有效的方法。儿童应按时完成预防接种，1 岁半接种一针，6 岁接种一针。15 岁以下儿童均可接种。目前有麻腮疫苗。

（2）在呼吸道疾病流行期间，尽量少到人员拥挤的公共场所；出门时，应戴口罩，尤其在公交车上。

（3）一旦发现孩子疑似流行性腮腺炎，有发热或出现上呼吸道症状时，应及时到医院就诊，有利于早期诊治。

（4）养成良好的个人卫生习惯，做到"四勤一多"：勤洗手、勤通风、勤晒衣被、勤锻炼身体、多喝水。

一般一次发病，终生免疫。儿童期未发病的，成年后还可能发病。

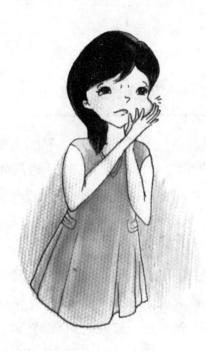

 一吃饭腮部就肿大是怎么回事？

　　一吃饭腮部就肿大，说明腮腺导管被堵了，应该及时就医治疗。

　　什么情况下腮腺导管会被堵呢？涎石病会堵塞腮腺导管，还可见于导管口狭窄、异物或瘢痕挛缩。这些会导致一种疾病叫慢性腮腺炎。其临床表现与涎石病相似，都是进食时肿痛而不敢进食，进食停止后，疼痛和肿胀自行消退。疼痛轻微、唾液减少、口干、口臭。晨起腮部不适，揉压后感觉口腔有咸味液体溢出。

　　慢性腮腺炎病人一般无全身症状。随病情发展，发作时间和间隔时间会延长，甚至一年或更长时间发作一次。

　　慢性腮腺炎治疗较困难，难以根治。常采用综合疗法。原则上应先去除致病因素，再局部保守治疗，理疗或导管灌注抗生素。若保守治疗无效，可考虑手术结扎腮腺导管或腮腺切除术。

112 怎样预防急性化脓性腮腺炎？

以前常见于大手术之后，称之为手术后腮腺炎。随着医生们治疗水平的提高，手术后并发的腮腺炎近年来已很少见。所见的大多是在慢性腮腺炎基础上的急性发作或系邻近组织急性炎症的扩散。

本病主要由身体严重脱水及逆行感染所致。

脱水是由严重的全身性疾病、腹部胃肠道手术后等，导致机体抵抗力降低、高热、失水、不能进食、输液不足；或因严重的代谢紊乱，如伴有口渴的潜伏性糖尿病；或因长期大量的服用利尿剂、抗胆碱剂等药物引起的。严重脱水之后，涎腺发生反射性的功能降低或停止，腺体导管系统因缺乏唾液的机械冲洗，口腔内致病菌可逆行侵入导管，发生逆行性感染。

慢性腮腺炎在身体抵抗力降低的情况下，可以急性发作。腮腺区的损伤或邻近组织急性炎症的扩散，也可引起急性腮腺炎。

急性腮腺炎早期疼痛轻微，随病情发展到化脓期时，腮腺区红肿明显，疼痛加剧，为持续性跳痛，并伴有全身症状，体温升高，脉搏增快，白细胞总数增加等。

对大手术及严重全身性疾病的病人应加强营养，加强护理，保持体液平衡，抗感染治疗。当急性腮腺炎发展至化脓期时，必须切开引流。

加强口腔卫生，进食后漱口、刷牙，可用过氧化氢液或氯己定溶液清洗口腔。

113 咬破口腔黏膜起一小疱叫什么？

人们在进食时，偶尔不小心会咬到口腔内的黏膜，不一会就起一小疱，无明显疼痛，但由于口内多了这么一个疱，有异物感，总感觉不舒服。

这个小疱，我们叫它黏液腺囊肿，常见于下唇和舌尖腹面。是由于咬伤了黏膜下方的黏液腺排泄管，使其排泄受阻，腺体的分泌物潴留于腺体内，使腺泡逐渐膨胀而形成囊肿。

囊肿表浅，位于黏膜下，半透明，浅蓝色。极易被咬破，流出透明无色的黏液，随之囊肿消失。破裂处愈合后，又被黏液充满，囊肿再次形成。反复多次损伤，囊肿则由浅蓝色变成灰白色，透明度降低。

对黏液腺囊肿的治疗，主要采取手术摘除的方法。但切除后不能保证不会再次发生。下次咬伤有可能再次发生。

114 唾液腺也会长肿瘤吗？

与身体其他器官一样，唾液腺也难逃患肿瘤的厄运。

唾液腺的肿瘤可能占口腔颌面部肿瘤的 20%。在这些唾液腺肿瘤中，腮腺肿瘤的发生率最高，约在 80%；颌下腺约占 10%；舌下腺最少，仅约 1%；其他小涎腺的肿瘤约占 9%。

唾液腺的肿瘤大部分为良性肿瘤。在不同的部位好发不同的肿瘤，不同的肿瘤亦好发于不同的腺体。不同的腺体发生良恶性肿瘤的比例不同。

任何年龄都可以发生唾液腺肿瘤，且无性别差异，男女均可发生。成年人患良性肿瘤多于患恶性肿瘤，儿童和年龄大者患恶性肿瘤多于患良性肿瘤。

115　颞下颌关节的结构和功能有什么特点？

我们的口颌系统功能复杂，要顺利地完成这些功能，离不开一个重要的关节——颞下颌关节。

颞下颌关节由颞骨的关节面、下颌骨髁状突、关节盘、关节囊和韧带组成，具有转动和滑动两种功能，属真正的左右联动关节，是人体最复杂关节之一。

颞骨的关节面包括关节窝和关节结节两部分，关节窝似三角形，底边为关节结节，外边为颧弓根部；关节后结节呈锥形突起。关节窝顶很薄，其上为颅中窝，因此颞下颌关节创伤可影响颅脑，髁状突可穿破关节窝顶进入大脑。关节结节位于颧弓根部。

髁状突的上面呈卵圆形，关节面由纤维软骨覆盖。

关节盘由纤维软骨组成，中央较薄，前缘及侧缘较厚，后缘最厚。关节盘呈双凹形，在关节内位置与关节窝一致，凹面分别与关节结节后斜面及髁状突相对。

关节囊为韧性很大的囊袋，松而薄，是人体中唯一没有外伤却可以脱位，而脱位时关节囊并不撕裂的关节。

116 什么是"掉下巴"？怎样复位？

我们平时所说的"掉下巴"，其实是髁状突脱位。下颌骨髁状突运动时如超越正常限度，脱出关节窝而不能自行回复原位，即为颞下颌关节脱位。

临床上多为前脱位，可以发生于单侧或双侧，常因突然张口过大，如大笑、打呵欠，或因张口过久，如做口腔检查或治疗时，使髁状突脱离了关节窝，移位于关节结节之前而发生脱位。此时病人不能闭口，讲话时语音不清，流口水，面型变长。一侧前脱位时，下颌微向前伸，颏部中线偏向未脱位侧。

治疗的方法是手法复位，复位后立即用颅颌绷带固定，限制张口活动2周左右。

手法复位看似挺简单，但这是对口腔科专业医生来说的。对于没有经过专门训练的人员，最好不要自己复位，还是将病人送到医院，由医生为其复位为佳。

117 什么是颞下颌关节紊乱病？

颞下颌关节紊乱病是口腔颌面部常见疾病之一，此病好发于20～30岁青壮年。

颞下颌关节紊乱病的发病原因，比较复杂，至今尚未完全阐明。

但现已有的研究认为，它不是单一因素致病，而是多因素致病。主要有：①𬌗因素——𬌗关系紊乱：如牙尖过高、牙齿过度磨损、磨牙缺失过多、不良的义齿、颌间距离过低等咬合关系紊乱。②精神心理因素：情绪急躁、精神紧张、容易激动、失眠、神经衰弱、更年期等。③肌肉因素：咀嚼肌群功能紊乱，如亢进、痉挛、挛缩等。④创伤因素：有外力撞击、突咬硬物、张口过大（如打呵欠）等局部创伤史；有经常咀嚼硬食、夜间磨牙以及单侧咀嚼习惯等致关节负荷过重。⑤结构因素：主要与关节囊、关节韧带系统先天性发育薄弱有关。⑥自身免疫因素。⑦有的发病与受寒有关。这些因素是如何相互作用的目前还没有完全研究清楚。

颞下颌关节紊乱病的发展一般分三个阶段：早期功能紊乱阶段，中期关节结构紊乱阶段，晚期关节器质性破坏阶段。

主要临床表现有：颞下颌关节区或关节周围酸胀或疼痛、弹响和运动障碍。关节酸胀或疼痛以咀嚼及张口时明显。张口时有弹响或碎裂的沙样响声，有的伴张口困难，张口时有下颌偏斜。部分病人有头晕、耳鸣、颈部不适等症状。

118 怎样治疗颞下颌关节紊乱病？

颞下颌关节紊乱病虽然不危及生命，但却影响生活质量。病人经常处于痛苦状态，寝食难安。

对颞下颌关节紊乱病的治疗，如能找出病因，针对其治疗，则治疗效果会显著而稳定。但因病因很难发现，治疗时就要有整体观念，既要对症又要对不同病因进行综合治疗。无论怎样治疗，都要嘱病人平时少吃硬韧的食物，避免过大张口损伤关节，寒冷时注意头面部保暖，局部热敷缓解酸痛不适。疼痛剧烈时局部可用扶他林等药物封闭或按摩。

119 什么是颞下颌关节强直？

颞下颌关节强直是指因器质性病变导致长期开口困难或完全不能开口的一类疾病，可分为关节内强直和关节外强直两类。

关节内强直也叫真性关节强直，是关节内发生了病变，大多由炎症或关节损伤造成。感染多由邻近组织的化脓性炎症扩散而来，如化脓性中耳炎。关节损伤，如儿童期下颌骨损伤，出生时使用产钳，损伤了颞下颌关节等。

关节外强直也叫假性关节强直，是关节外的软组织发生了瘢痕挛缩病变，常见原因是外伤。上下颌骨后部的开放性骨折，可以造成骨折部分的骨性粘连，面颊部的软组织外伤、烧伤等，可在上下颌间形成瘢痕挛缩，导致颞下颌关节强直，开口困难或不能开口。

120 新生儿唇裂是母亲妊娠时吃兔肉引起的吗？

唇裂是一种先天畸形，俗称为"兔唇"。以前在农村许多人认为，这是"母亲在妊娠期间吃了兔子肉"而导致的，当然这种说法没有科学依据。

医学上唇裂的形成主要是由于胚胎时上唇组织未能正常融合在一起。一般表现为出生后上唇部一侧或双侧有宽窄或长短不一的纵行裂隙。

有多种因素导致唇裂发生。首先唇裂是一种多基因遗传病，并且，父母双亲的年龄越大，他们的孩子患先天性唇裂的风险就越高。健康夫妻生下唇裂孩子的概率约为 1/620。

除了遗传因素，还与下列一些因素有关：①病毒感染：如妊娠期患风疹等。②药物影响：如妊娠期服用抗过敏、抗肿瘤药物等。③内分泌的影响：如妊娠早期的生理和精神上的改变。④维生素的缺乏：如妊娠期厌食、偏食、呕吐等导致多种维生素和微量元素的缺乏。⑤物理损伤：妊娠期照射 X 线片或接触大量微波。⑥还有孕妇吸烟、酗酒等坏习惯，都可直接导致新生儿先天性唇裂等颌面部畸形。此外，还有一些原因不明。

为了能有一个健康的宝宝，不给家庭带来烦恼，年轻的父母应该重视妊娠期的防护。也可在医生的指导下，妊娠期适量补充叶酸，这对预防先天性唇裂有一定的作用。

什么是先天性唇腭裂序列治疗？

唇腭裂序列治疗是一个多学科参与的、有计划、有目的的治疗程序，是包括容貌、功能、心理及病人与社会关系的全面康复。这个团队中口腔颌面外科医师、儿科医师、口腔正畸科医师、牙内科医师、整形外科医师、口腔修复科医师、耳鼻喉科医师、正颌外科医师、语音病理学家、护理学专家、心理学专家以及社会和公共卫生工作者等12个科室的专家组织形成，共同参与和建立恰当而合理的序列治疗程序。

序列治疗程序，目前国内外所遵守的流程，基本相同。唇裂多在患儿出生后3~6个月之间进行手术较理想，腭裂在出生后12~18个月施行手术治疗。腭裂病人在4岁左右时进行语言的评估，如果有语音障碍的话，需要进行语音治疗，包括手术或语音训练。部分病人可以在6岁左右进行唇鼻畸形的二期修复，9~11岁时进行牙槽嵴裂的植骨治疗，植骨前需要配合正畸治疗，正畸科可以进行面型的干预治疗。在17岁左右时进行与面部畸形有关的评估和治疗，如颌骨发育不足或过度发育的，需要正颌手术。

在我国，新生儿唇腭裂的发生率平均为1∶1000，即每1000个新生儿就有一个患先天性唇腭裂畸形的，这个比例还是不低的。目前对唇腭裂的医疗治疗程序，已基本成熟，各种矫治、手术效果也相对较满意，但病人的心理治疗还需要全社会的帮助。

122 腭裂手术后怎样训练患儿正常说话？

腭裂手术修复是腭裂序列治疗的第一步，要想有准确的发音，在病人3~4岁时必须由语音治疗师，对病人进行语音的评估和分析，并训练其说话。

孩子在3岁之前，还没有形成固定的语音习惯，如果评估病人的语言和语音有问题的话，就需要有目的地进行语言矫治和训练。训练病人从口中正确发声，学会如何控制腭咽结构使声音和气流从口中发出。

训练的内容包括：纠正不良发音习惯，协助病人做加强软腭肌群功能的训练，加强舌头灵活度，使发音更清楚。

对于训练，患儿父母应有信心，不能急于求成，要循序渐进，做到持之以恒。对儿童来说，在学习中寓教于乐，对大一点的孩子和成年人来说，要鼓励他们树立自信心，克服自卑心理。

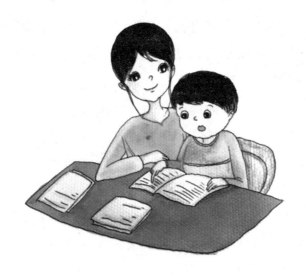

 123 口腔颌面部发育畸形的原因有哪些？

爱美是人的天性，谁都希望自己貌若天仙。可是现实是残酷的，有些人不仅不美，而且还有面部畸形，给生活和精神带来了极大地不便和烦恼。

牙颌面畸形是指因颌骨生长发育异常，所引起的颌骨位置、形态、体积，以及上下颌骨之间与颅颌面及其他骨骼之间的关系异常，和随之伴发的殆关系及口颌系统功能异常，外观则表现为口腔颌面部形态异常，即畸形。

在儿童生长发育过程中，颌面部发育畸形的原因是复杂的，包括先天的遗传因素或后天的环境因素。

遗传因素：人类在数十万年的进化过程中，随着食物从生到熟，从粗糙到精细，逐步导致人体咀嚼器官退化。人体咀嚼器官的退化不均衡，颌骨退化的速度大于牙齿，因此，现代人出现了牙齿拥挤的错殆畸形。父母的错殆畸形可以遗传给子女。父母双方牙殆形态差异较大者，子女更容易产生错殆畸形。

环境因素：在口腔颌面部的胚胎发育过程中，母亲妊娠期营养不良或患疾病。儿童期的一些急、慢性疾病如维生素缺乏、甲状腺功能低下、垂体瘤等内分泌疾病，能影响牙、颌、面及全身发育，而致面部发育畸形。幼儿及儿童期吮指，吐舌，咬下唇，咬上唇，偏侧咀嚼等不良习惯可造成前牙开殆、牙弓狭窄、龅牙、地包天、偏颌等颜面不对称畸形。儿童替牙期乳牙过早缺失、乳牙不脱落，如先天缺失牙和额外牙，一些面部外伤和颌骨骨折、肿瘤等，都会造成颌面部的畸形。

 口腔颌面部发育畸形分几种？

颌面部畸形的表现多种多样，大致分为三种即：骨骼发育过度、骨骼发育不足、外伤或肿瘤切除所致的偏颌畸形。

骨骼发育过度：主要见于下颌骨。表现为下颌骨整体增大、过长，导致前牙反殆（俗称地包天）、开殆，脸型变长。

骨骼发育不足：上颌骨发育不足多于下颌骨。上颌骨发育不足，表现为上颌骨整体后缩，导致前牙反𬌗（俗称地包天）、面中 1/3 凹陷，脸型如弯月。如果下颌骨发育不足，表现为下颌骨整体后缩、过小，导致前牙深覆𬌗、深覆盖、颏后缩，嘴型如鸟嘴。

外伤或肿瘤切除术后：颌骨外伤骨折后，早期治疗不及时或治疗方法不恰当，使断骨错位愈合，均可导致畸形的发生，从而使咬合关系错乱，偏颌、面部左右不对称等。颌面部的肿瘤切除术，能否导致面部畸形，与肿瘤的部位、大小、性质等有关。如果肿瘤位于偏面后部，肿瘤体积又小，又是良性肿瘤，术后一般不会造成颌面部畸形。反之，如果肿瘤位于偏面前部，肿瘤体积又大，又是恶性肿瘤，术后颌面部畸形的概率就大。

125 口腔颌面部发育畸形能治疗吗？

一些人因为颌面部畸形，生活蒙上了阴影。怎么办呢？能否治疗？告诉这部分朋友，不要悲观，口腔正畸科医生和口腔颌面外科医生可以联手为您打造美丽。

口腔颌面部发育畸形的病人，首先应在口腔正畸科进行错𬌗畸形的矫正治疗，待矫正治疗达手术要求后，方可手术。

正颌手术切口在口腔内部，术后颌面部无瘢痕。

正颌手术主要有以下 5 种术式：①LeFort Ⅰ型骨切开术；②下颌升支矢状骨劈开术；③下颌骨前部根尖下骨切开术；④上颌骨前部根尖下骨切开术；⑤颏成形术。

口腔正畸和颌面外科医师根据不同症状、畸形程度一起讨论制订治疗计划和手术方案，选择不同的手术方式组合。LeFort Ⅰ型骨切开术是整体前移、后退、旋转或分块移动以矫正偏斜的颌平面和上颌骨继发畸形；下颌升支矢状骨劈开术是通过前移、后退、旋转而摆正偏斜的下颌骨；颏成形术用来矫正颏部偏斜或调整长短；上下颌骨的根尖下骨切开术则是矫治上下颌牙槽骨（俗称牙床）过突畸形的。

126 正颌手术前应做哪些准备？

对于颌面部畸形的病人，必须等到成年后，生长发育停止了方可手术。治疗方案需要正畸和正颌医师联合制订和实施，才能达到满意的治疗效果。

术前正畸的主要目的是排齐牙列，调整上下颌牙弓关系，有利于手术中实现颌骨的移动，从而为外科手术打下良好的基础。

正颌外科手术可以矫正异常的颌骨位置、改善咬合关系，但要达到满意的效果，必须在口腔正畸科进行手术前后的正畸治疗。其治疗程序可归纳如下：

（1）病人就诊后，医生采集病史，为病人做相关的检查。资料齐全后，正畸和正颌医生一起讨论病例，制订治疗方案，然后与病人交流。在病人完全了解了治疗计划，包括术前术后的正畸治疗，治疗时间的长短，手术的术式，大体的费用，治疗效果等之后，签字备案，方开始治疗。

（2）正畸医生按照计划开始矫治。达手术要求后转口腔颌面外科。

（3）口腔颌面外科医生对病人矫治后的情况及手术计划、预计效果及可能出现的问题进行再评估，必要时进行调整。

（4）按治疗计划做术前预备工作，包括𬌗板、钛板、钛钉等。

（5）病人入院后应积极配合医生进行正颌手术前的准备，注意休息，放松心情。

 正颌手术后有何不适及并发症？

正颌手术属中等手术，创伤也是不小的。术后常见不适及并发症如下：

（1）下唇麻木：在手术中有可能因下颌骨劈开与牵拉或骨头固定时，损伤了下牙槽神经所致。神经受损伤后会使得下唇附近的皮肤感觉麻木不适，约有90%的病人在术后三四个月后会逐渐改善，但也有极少数人下唇有持续麻木的感觉。

（2）术后肿胀：由于手术剥离范围较大，所以术后局部肿胀明显，似"面包"样，并可能发生血块淤积，极少数病人手术后有持续出血的可能，此时需再手术止血或清除血肿。

（3）术后感染：所有的手术都有感染的可能。由于正颌手术的切口多在口腔内，术后体质弱，若术后口腔卫生不良就会增加感染的机会。术中及术后需要抗感染治疗。

（4）口唇肿胀及口角皮肤擦伤：由于正颌手术在口腔内进行，器械的牵拉造成口角皮肤擦伤和口唇的水肿，擦伤的创面一般不会遗留瘢痕。

（5）心理问题：正颌手术后病人的面部会有很明显的改变，病人自己以及亲友同事可能会因为脸型的改变而有一段时间的适应，这时会造成病人心理上的压力。

（6）术后咬合关系不适：有一部分病人的咬合关系在术后不可能达到完美的程度，需要正畸科医生继续给予矫治，进一步改善咬合关系，取得殆平衡，稳定手术效果，防止复发。

手术后需要定期复查，如出现问题应及时到医院进行相应的处理。

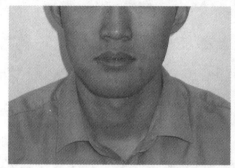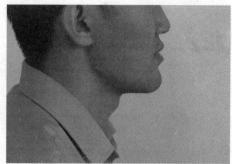

反殆病人术后照片

128 什么是种植牙？是种进去长出来的吗？

由于活动义齿和固定义齿都有许多缺点，医生们反复研究，终于又发明了一种新的镶牙技术——种植牙。

有人会问：种植牙是不是像种庄稼一样，种一颗牙的种子就会长出一颗牙来？医生们也希望是这样的，但我们只能很遗憾地告诉大家，事实并不是这样的。

其实种植牙更像是盖房子，先在骨头上钻一个洞，像拧螺丝一样将一个纯钛、钛合金或氧化锆陶瓷类的圆柱形或圆锥形的种植休拧进去，经过一段时间（上颌 6 个月，下颌 3 个月，复杂的情况时间将延长）骨头可以和种植体长在一起，形成类似骨与骨之间的结合，相当于打好地基了；然后在长好的种植体上用螺丝连接一个装置，这个装置被称为基台，它的作用是连接种植体和义齿。在基台上面安装的义齿根据种植设计的不同可以是固定的金属烤瓷牙或氧化锆、氧化铝的全瓷牙，也可以是活动的塑料义齿。

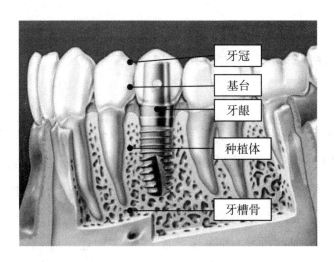

牙冠

基台

牙龈

种植体

牙槽骨

种植牙的主要部分

 什么条件下可做种植牙？

从理论上说，只要全身情况允许，局部颌骨条件良好，所有缺失的牙齿都可以做种植牙。从实践中来说，首先全身情况要能耐受手术、能接受种植手术的风险和费用、依从性好、其他牙齿疾病得到完善治疗或有效控制的病人。对于全口无牙的病人、缺失牙后面没有其他牙齿者、外伤及肿瘤造成的骨和牙齿联合缺损而剩余骨量足够者、对活动义齿不能接受者或对活动义齿的材料过敏者、特殊职业不宜戴活动义齿者及因肢体障碍不能自行取戴活动义齿者，或精神疾患可能发生活动义齿误吞的病人，更适合做种植牙。

130 常见的种植牙有哪几种类型？

目前临床上使用的种植体都是植入到颌骨里面的，称为骨内种植体。经过 20 多年的临床验证和筛选，至今可供选择的骨内种植体有两种，即一段式骨内种植体和两段式骨内种植体，植入骨内的部分均为圆柱状或圆锥状并带有螺纹；一段式骨内种植体的基台和种植体为一体设计，两段式骨内种植体的基台要靠中央螺丝将种植体和基台连接起来；一段式骨内种植体为非埋入式种植体，而两段式骨内种植体多为埋入式种植体。目前临床医生推荐和首选的主流产品是两段式骨内种植体。

131 种植牙和一般义齿有什么区别？

种植牙和一般义齿主要有两方面的区别：一方面是提供支持力和固位力的主体不同，种植牙由种植体提供，而一般义齿由天然牙或黏膜提供。另一方面是在为缺失牙进行修复时，种植牙不需要磨损天然牙，而一般义齿的修复或多或少地要磨损天然牙；上下颌总义齿的修复存在固位基托异物感明显或固位力差的缺点，而种植牙可避免一般义齿修复的缺点，它有不是真牙胜似真牙的人类第三副牙齿的美称。

 种植牙是用什么材料制作的？

种植牙分两部分，种植体和其上部的修复体。种植体通常是用纯钛或钛合金（钛铝钒合金）制作而成。钛和钛合金是生物活性材料，具有良好的生物相容性，可与骨组织结合为一体，而且钛和钛合金的抗拉强度、抗张强度和弹性模量与表面的皮质骨接近而又能满足种植体设计强度的要求，是最常见的种植材料。有些产品为了改良种植体的一些性能，还在种植体表面加了一层羟基磷灰石或其他材料的涂层。新的研究发现陶瓷类材料，如氧化锆或氧化铝等，不导电、不导热，透光性好，不会干扰 CT 和 MRI 检查，不会刺激机体产生炎症反应及自身免疫反应，不会释放金属离子产生龈缘黑线影响美观，具有更加逼真的美学修复效果而备受青睐。

修复体通常是烤瓷冠、全金属冠或氧化锆、氧化铝的全瓷牙。

 种植牙和骨头能长在一起吗？

种植牙是可以和骨长在一起的。要理解这一点我们先来看看种植体的表面处理。种植体与骨结合的部分不是光滑表面，而是一个经过特殊处理的粗糙表面。种植体表面通过喷涂、喷砂、酸蚀、电解等方法进行表面处理，使得种植体表面粗糙化，这样做的目的一方面是大大地增加了种植体与骨接触的表面积；二是使骨细胞和骨细胞的突触能够附着到种植体表面；三是降低种植体的表面能，增加亲水性，利于骨的生长。当种植体植入到骨内后，最理想的方式是骨组织产生的骨原细胞和骨细胞迁移到种植体表面分泌骨基质并逐渐致密化，并经过改建最终与周围的骨连接在一起。一个好的骨结合，X 线片上将看不到骨与种植体之间有间隙存在。种植体与周围骨形成这种连接类似于骨细胞与骨细胞之间的连接，是种植体长期行使功能的根本保证。

134 病人种植牙术前、术后应做好哪些准备？常规的治疗程序是什么？

　　种植手术在门诊手术室即可快速完成，病人术前常规饮食，无特殊要求，心理上应放松。种植术后可酌情口服消炎药或静脉滴注抗生素。

　　常规的治疗程序首先要从适应证的评价开始，这是保证种植修复成功的重要前提。第一次咨询即初诊，病人应全面了解种植修复的相关内容，如什么是种植牙、种植修复与传统修复的区别，种植牙的疗程和费用，成功率，副作用或风险等。病人应如实告知医生自身的健康状况，一般需要进行常规的化验检查，如血常规，血凝常规及传染性疾病（乙、丙肝，梅毒，艾滋病等）的检查，通过详细的口腔检查及影像学（根尖片、曲面断层片、锥形束 CT 等）检查客观评估病人种植修复的可行性。

　　确定口腔种植修复意向后，医生向病人提出具体的治疗建议，如是否需要牙周洁治，是否需要处理邻牙根尖周病变，是否需要处理倾斜的邻牙或伸长的对颌牙，是否需要植骨或者行上颌窦底提升，修复的预期效果如何，大致的疗程与费用，有无其他的替代治疗方法等。

当病人对上述信息表示理解，并最终决定接受种植治疗时，可进入治疗程序，常规制取上下颌模型，并使用软件进行种植设计，预约种植手术时间等。病人常规需就诊四次，包括：①初诊，医患沟通和术前检查；②种植一期手术，即种植体植入及安装愈合帽；③二期修复，拆除愈合帽，安装印模帽，制取印模，灌注上下颌模型，比色，转技工室加工义齿；④戴牙即义齿粘接固定。复杂病例就诊次数会相应增加，整个修复周期会适当延长。

135　种植牙能使用多少年？

目前临床上种植牙的 10 年成功率超过 90%。所谓成功，是指种植牙行使功能后种植体周围骨组织和牙龈无炎症，种植体无松动，咀嚼时无不适；种植体周围的骨头每年的吸收少于 0.2 毫米。如果种植手术成功，修复做得好而维护又到位的话该种植牙可以陪伴你到终生，即人在种植牙的功能就存在。

136　种植牙从开始到完成需要多长时间？

如果骨条件较好不需植骨的话，上颌植入后 6 个月、下颌 3 个月就可以开始修复，修复过程约需 2 周。复杂的情况时间将延长，复杂的植骨有可能等上九个月再植入种植体，如果遇到上颌窦底提升大量植骨同期植入种植体也需九个月以上才能开始修复。具体时间由主治医生根据具体情况具体安排。但随着种植体表面处理水平的提高，从种植体植入到开始修复的间隔时间逐渐缩短。

 种植牙如何维护？

种植牙的日常维护比天然牙复杂一些，主要包括认真刷牙和使用牙线、间隙刷清洁种植牙周围。专业的维护包括半年或一年一次到医院进行检查，必要时用特殊工具洗牙，抛光，部分类型的种植牙甚至可以定期拆下来清洗。种植牙如果日常清洁不仔细，形成菌斑或附着牙石，可能破坏种植体与牙龈的结合界面，造成种植体周围炎，导致种植体松动、脱落。因此，良好的维护是种植牙正常行使功能的保障。

 种植牙松动是什么原因引起的？如何处理？

根据种植牙出现松动的时间大致分为两个阶段：一是种植后镶牙前的松动和镶牙后短期内出现松动，这意味着种植体没有跟骨结合在一起，我们把它叫作早期的松动。究其原因，可能跟病人的自身条件和反应及感染有关，也可能跟医生操作有关，此时一般都将松动的种植体取出，待牙槽窝自然愈合 3 个月后重新评估是否适合再次种植。二是镶牙较长时间后出现松动，此时需让医生检查松动原因：一种是种植体本身松动，种植体一旦从不松动变得松动，则意味着种植体与骨结合完全被破坏了，此种情况的处理方法与种植体早期松动的处理方法相同；另一种松动是种植牙上部结构的松动，包括基台的折断、连接基台和种植体的中央固位螺丝松动或折断、牙冠与基台的粘接松动等，出现上部结构松动时，需要医生认真检查正确判断后，根据松动原因给予相应的处理。

种植牙需要住院吗？

种植牙是一个小手术，和拔牙差不多，绝大多数都可以在门诊完成。一般种植一颗牙从手术开始到完成仅需要 15 分钟，复杂的多个牙的种植可能需要 1~2 个小时。对于很复杂的病人，如需要牵张成骨或病人有系统性疾病需要心电监护或全身麻醉时，需住院手术。

拔牙后即刻种植好吗？

拔牙后即刻种植有几大好处：

（1）节省愈合时间：即拔牙后常规种植需要等待至少 3 个月的拔牙创口愈合期，才可进行种植手术；而拔牙后即刻种植指在拔牙的同期将种植体植入牙槽窝，这样既减少了病人的手术次数，又缩短了病人的缺牙修复期。

（2）可减少种植区的骨吸收：尤其是对前牙区来说可减少牙龈高度丧失，从而获得更好的美学效果。即刻种植最适合于前牙外伤无法保留的残根，龋齿导致不能保留的牙根，局部没有明显的活动性炎症，骨宽度和高度较好，没有明显的骨缺损者。

（3）前牙即刻种植还可以行即刻临时修复，可使病人避免缺牙的尴尬。

（卜令学　陈　杰　杨学财　杨建军）

第四章　口腔修复科

 141 什么是牙体缺损和牙列缺损？怎样治疗？

很多人常常说，自己的牙坏了，不知道该怎么办，很头痛。通常我们所说的"牙坏了"可称为牙体缺损或牙齿缺损，是指由于各种原因引起的牙体硬组织不同程度的外形和结构的破坏、缺损或发育异常，表现为牙体失去了正常的生理解剖外形，造成正常牙体形态、咬合及邻接关系的破坏，影响牙髓和牙周组织甚至全身的健康，对咀嚼、美观、发音也产生不同程度的影响，是口腔科的常见病和多发病。

牙体缺损一般情况下可以采用充填的方法进行治疗。充填法简单易行，在门诊即可完成，保存剩余的牙体组织。当牙体缺损严重、充填不易成功或者需要达到更高的美观要求时，则需要采用修复治疗的方法，牙体缺损的修复是用人工制作的修复体来恢复缺损牙的形态、功能和美观，常用的修复体有嵌体、部分冠、贴面、全冠和桩核冠等。

而大家经常会遇到的"哎呀，我的牙掉了，我的牙被拔了，怎么办啊？"这种让人尴尬的情况就是牙列缺失或牙齿缺失，是指上颌或者下颌的牙列内有数目不等的牙缺失，同时仍余留不同数目的天然牙。牙列缺失会影响病人咀嚼、发音的功能和美观，同时还可能影响口颌系统的健康。缺失牙的部位和数量不同，其影响的方面和程度也不同。

为了恢复牙列缺失造成的功能障碍和对口颌系统健康的损害，通常采用人工替代材料修复的方法来恢复缺失牙的解剖形态和生理功能。

常用的修复方式包括固定义齿、可摘局部义齿、覆盖义齿、种植义齿等，每种方式有其特定的适用范围和优缺点。

什么是口腔修复？

口腔修复，俗称镶牙，所镶的牙不是自己的真牙，所以大家都叫它假牙，医学术语叫义齿。口腔修复是指应用符合生理的方法，采用人工装置修复口腔及颌面部各类缺损并恢复其相应的生理功能，预防或治疗口腔系统疾病。主要是针对牙齿缺损、牙齿缺失后的治疗工作，如嵌体、全冠、义齿等，也包括利用人工修复体针对牙周病、颞下颌关节病和颌面部组织缺损的治疗，如咬合板、牙周夹板、赝复体、义眼、义耳、义鼻等，是口腔医学中的一个重要组成部分，是医学与多学科相结合产生的，目前种植修复、粘结修复、美学修复等是现代口腔修复发展最快的领域，显著提升了口腔修复的治疗效果和水平。

拔牙后何时镶牙？

很多人拔了牙后不知道什么时候镶牙好，常抱怨医生不马上给他镶牙，要拖那么久。

一般情况下，牙齿拔除后3个月左右镶牙为宜。因为牙齿拔除后产生的拔牙创伤，需要经过血痂形成、纤维化、钙化、骨小梁形成以及恢复牙槽骨的正常高度等一系列过程，缺牙区的牙槽嵴在拔牙或手术后3个月完全愈合，牙槽嵴的吸收趋于稳定。通常牙槽嵴的愈合情况与拔牙时间、手术创伤范围、病人的愈合情况有关。

 拔牙后不及时镶牙好不好？

有的病人牙齿缺失后一直不想去镶牙，觉得好麻烦，甚至对镶牙有恐惧感，于是迟迟不镶，以至于拖了好久，等想起来镶牙就已经晚了。

拔牙后不及时镶牙，有很多的坏处：

（1）会导致咀嚼功能减退：首先缺牙的部位不能咀嚼；其次有时个别牙缺失，长时间不修复也会使口腔内的其他牙齿的咬合关系发生改变，从而影响全口的咀嚼功能。常表现为邻近牙向缺隙侧倾斜，使失牙间隙缩小；或者对颌牙伸长造成早接触或干扰，从而导致咬合功能紊乱；一个牙缺失常会造成同侧牙的废用，结果牙周病、龋病的患病概率增加。所以认为少一个牙无所谓的观点是不对的。

（2）会导致牙周组织病变：缺牙时间长，相邻牙向缺牙处倾斜，对颌牙伸长造成食物嵌塞，继而会发生牙周病。

（3）前牙缺失还会影响美观和发音：口腔与语言的形成密切相关，前牙主要影响发齿音（吃、诗、知）、唇齿音（分、飞、放）、舌齿音（德、特、难）的准确性。

（4）牙缺失常造成颞下颌关节的病变，严重者出现张口受限、关节疼痛、关节弹响等问题。

镶义齿时都要磨牙吗？

很多病人牙坏了后很害怕镶牙，因为担心镶牙要磨牙，要把自己的好牙给磨坏，真的像他们担心的那样吗？

常见的镶牙分为两大类：活动义齿和固定义齿，都需要对缺失牙两边的牙齿进行制备。在取模前，医生需要按照设计磨改余留在口腔内的真牙。一般情况下活动义齿对牙体的磨改量比较小，可以忽略不计；固定义齿的磨改量比较大，对牙体的磨除比较明显；而种植义齿则因不需要磨改其他牙齿，越来越受到医生和病人的欢迎。通常在操作前，医生都会与病人进行讲解和沟通，告知各类义齿的利弊与常见并发症，然后由病人选择治疗方案。

 取牙模型时病人为什么恶心？怎么办？

很多病人抱怨"镶牙的时候给我取模型，弄得我好恶心，真不想镶牙了"，为什么会这样呢？原因很多。常见于托盘过大，印模材料超过软硬腭交界处过多，从而刺激黏膜，使之有瘙痒感，引起恶心；也可见于鼻部炎症引起的鼻塞、扁桃体肥大，口呼吸及咽部极为敏感者；还可由于椅位过于后仰，印模膏流入咽部所致；取下颌模型者，由于托盘过大，挤压舌部也可导致恶心。

知道了为什么会恶心，那么我们通过什么手段来避免呢？取上颌印模时，头不要过于后仰，取下颌印模时，头稍前倾；托盘与牙弓内外侧应有 3～4 毫米间隙，不可过大过长。调制印模材料时不可过稀，冬季可用温水调拌，以免操作时间过长。鼻塞、扁桃体肥大者，最好先去除病因，如暂时无法去除病因者，可使托盘后部先就位，前部后就位，使多余的印模材料由前部排出。对咽部极为敏感者，可分散其注意力，嘱其随术者做深呼吸运动。

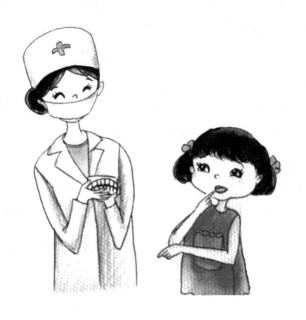

 147 镶什么样的义齿最好？

有的时候病人常常问医生："医生，我镶牙要镶什么样子的？我不知道什么样的好，你帮我选吧。"这种问题在临床上比较常见，因为随着科技发展，越来越多的材料和技术手段被应用于口腔修复领域，而病人在对其进行选择时常举棋不定，其实这种选择是需要医生与病人两方商量后才可以决定的。

镶义齿应该根据病人的口腔牙列缺失情况、剩余牙齿的健康情况、牙槽骨的情况和病人本人的要求、经济能力来选择，不能一概而论。通常可以采用活动义齿、固定义齿、种植义齿等方法治疗。

活动义齿特点是依靠金属或弹性纤维的卡环，挂在邻近或其他相关的牙齿上。活动义齿一般有一个较大的基托，依靠卡环和基托，将整个义齿稳定地安放在缺失部位，它的优点是能自由取戴，易于清洁，不需过多磨除邻近的牙齿，对邻牙无明显损伤，应用范围广泛。缺点是体积一般较大，有异物感，需要一段时间适应才能习惯，这种义齿一般不能承受较大的压力，咀嚼功能较差。全口义齿是全部真牙缺失时使用的一种修复方法，是活动义齿的一种。由于全部真牙缺失，因此，义齿没卡环，完全依靠黏膜固位，稳定性较差。全口义齿的异物感更明显，咀嚼功能更差。

固定义齿没有卡环和基托，利用两端的冠套，直接粘固在两侧邻近的牙齿上，形式就像是架起的一座桥梁一样，不能自由取戴。它的优点是美观、稳固、舒适、体积小、能较好承担咀嚼和发音等功能。特别是戴上后舒适，无异物感，因此很受病人欢迎。缺点是需要将邻近牙齿磨除一部分，部分病人长期使用有可能会出现食物嵌塞。

种植义齿是一种通过手术方法将人工牙根植入缺牙区的牙槽骨内，3~6个月后，牙根与骨结合在一起之后，在牙根上接上义齿。种植义齿的优点是不用磨改周围的正常牙齿，美观舒适，修复效果好。缺点是费用高且手术有一定的失败的风险。

活动义齿靠什么戴在口中？

很多病人很好奇，活动义齿是怎么戴住的？能戴着吃饭吗？不会一咀嚼食物就掉下来吧？

活动义齿的固位力主要由摩擦力、吸附力、表面张力、大气压力组成。

（1）摩擦力：义齿部件（主要指卡环等固位体及部分基托、邻面板）与天然牙间形成的力。

（2）吸附力：包括基托与唾液、唾液与黏膜间的附着力以及唾液分子间的内聚力。

（3）表面张力：基托与黏膜间的唾液薄膜层的表面张力。

（4）大气压力：当基托与黏膜紧密贴合，边缘封闭时，在大气压力作用下，两者间可形成功能性负压腔，使义齿获得固位。

在四种固位力中，对活动义齿来说，通常最主要的是摩擦力，制作良好的义齿通常是不需要担心固位问题的。

 什么是基托？

基托又称为基板，位于缺隙部分的基托又称为鞍基，是可摘局部义齿的主要组成部分之一。它覆盖在缺牙区的牙槽嵴上，主要作用包括连接作用：排列人工牙，连接义齿各部分成一整体；修复缺损：修复牙槽骨、颌骨和软组织的缺损；传递咬合力：承担、传递与分散人工牙的咬合力；固位及稳定作用：主要通过基托与黏膜间的吸附力、表面张力和大气压力以及基托与基牙及相关牙之间的摩擦和制锁作用，以增加义齿的固位和稳定，防止义齿旋转和翘动。

以材质不同分为塑料、金属、金属网加强塑料基托三种类型。

什么是卡环？有什么作用？

传统可摘局部义齿的直接固位体主要是卡环，它是直接卡抱在基牙上的金属部分。可分为铸造卡环和弯制卡环，其主要作用为防止义齿脱位，亦能防止义齿下沉、旋转和移位，也起一定支撑和稳定的作用；主要由卡环臂、卡环体、支托和连接体组成，卡环的连接体还有加强基托的作用。

咬食物时义齿不稳固是什么原因？

很多人镶了活动义齿后会出现义齿松动，不稳固的情况，这是因为可摘局部义齿是以基牙、牙周膜和牙槽嵴黏膜为支撑的，这些组织具有不同的可让性，加上义齿本身的某些部件在天然牙或基托下组织上形成支点或转动轴，在咬合力或食物黏着力的作用下，义齿就会出现不稳定现象。影响义齿稳定性的主要因素有：支持组织的可让性、支持组织之间可让性的差异、可摘局部义齿结构上形成转动中心或转动轴、作用力与平衡力之间的不平衡。

临床常见的义齿不稳定情况有：后牙缺失多、余留牙少的游离端可摘局部义齿，若其食物黏着力与义齿平衡力力矩之间不平衡，则会使义齿发生翘起等不稳定现象；由于牙尖有干扰，咀嚼食物时咬合不平衡，造成义齿翘动，破坏边缘封闭，造成义齿容易脱位；此外，颌位关系不正确，垂直距离过高都可引起义齿的固位不良。

 活动义齿坏了怎么办？

病人的活动义齿长期使用后可能会出现折断，卡环断裂等情况，很多时候病人懒得去医院处理，觉得就这么点小问题，去医院太麻烦了，可是等拖了很久后再去处理，发现又出现了很多的新问题。那么应该怎么办呢？

活动义齿损坏后应及时重新修复，恢复正常的咬合关系，避免发生咀嚼功能减退、牙周组织病变。缺牙时间长，相邻牙向缺牙处倾斜，对颌牙伸长造成食物嵌塞，继而发生牙周病以及继发的颞下颌关节的病变。

 佩戴活动义齿后常出现什么问题？

佩戴活动义齿后，会出现各种问题：

（1）疼痛：常见为基牙疼痛和软组织疼痛。义齿的卡环可能与基牙过敏区产生摩擦引起基牙疼痛；基牙𬌗面磨耗或𬌗支托预备过深以及卡环体或者基托过紧、咬合过高也可以引起基牙的疼痛。软组织疼痛则是由义齿边缘过长、过锐，压迫黏膜引起。

（2）固位不良：可以出现弹跳，翘动、摆动、上下动。基托与组织不密合，边缘封闭不好，基牙牙冠小或呈锥形致固位形差，人工牙排列的位置不当，基托边缘伸展过长等可引起固位不良。

（3）义齿咀嚼功能差：咬合关系不正确，人工牙𬌗面过低、过小、与对颌牙接触不良，𬌗面平坦，无适当的牙尖斜度或沟凹不明显，或义齿恢复的垂直距离过低，都可能降低咀嚼效能。

（4）义齿摘戴困难：原因可能是卡环过紧，基托紧贴牙面，倒凹区基托缓冲不够，病人没有掌握义齿摘戴方法和方向等。

（5）食物嵌塞：主要是基托和组织不密合，卡环和基牙不贴合，基托和天然牙之间有间隙等原因造成。

（6）发音不清晰：可摘义齿的固位装置以及病人长期牙齿缺失后发音方式的改变，都可能对正常发音产生不同程度的影响。

（7）咬颊黏膜或咬舌：由于上下颌后牙的覆盖过小，或者缺牙后，颊部软组织内陷以及天然牙的牙尖锐利等导致。

（8）恶心和唾液增多：由于基托后缘伸展过多、过厚，或者基托后缘与黏膜不贴合致二者之间有唾液刺激而引起恶心。

（9）咀嚼肌和颞下颌关节不适：多由于垂直距离恢复的过低或者过高，改变了病人的咀嚼肌张力和颞下颌关节正常状态。

（10）戴义齿后的美观问题：人工前牙的选择不恰当，人工牙的排列不当都可能引起美观问题。

所以戴义齿后如出现佩戴不舒服等问题，应该找到不舒服的原因，并对其修改，起到义齿应有的作用。

154 全口义齿在口腔内靠什么固位？

人们可能会好奇，嘴里一颗牙都没有了，怎么戴义齿啊？全口义齿怎么能牢牢地固定在口腔里呢？会不会一吃东西就掉了呢？

全口义齿在口腔内的固位主要依靠吸附力、表面张力和大气压力等物理作用。制作良好的全口义齿在口腔状况良好的情况下可以获得很好的固位。

（1）吸附力：是两种物体分子之间相互的吸引力，包括附着力和内聚力。全口义齿的基托组织面和黏膜紧密贴合，其间有一薄层的唾液，基托组织面与唾液，唾液与黏膜之间产生了附着力，唾液本身分子之间产生内聚力，而使全口义齿获得固位。

（2）表面张力：是由两个平行的坚固的物体表面之间的液体薄膜产生的，义齿基托与黏膜之间的唾液薄膜有向两侧表面扩大接触的趋势，从而产生固位力。全口义齿的固位力中吸附力和表面张力的发挥与义齿基托的覆盖面积、基托与黏膜的密合程度以及唾液的黏稠度有直接关系。

（3）大气压力：全口义齿基托边缘与周围的软组织始终保持紧密

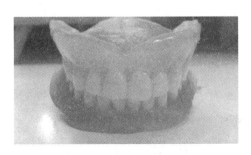

全口义齿

的接触，形成良好的边缘封闭，使空气不能进入基托与黏膜之间，在基托和黏膜之间形成负压，在大气压力下，基托和黏膜组织紧密贴合而使义齿获得固位，基托边缘封闭越好，大气压力的作用越强。

 全口义齿戴用后会出现什么问题？

全口义齿刚做好后试戴用期间往往会有很多问题，有些病人甚至不会吃饭了。不要慌，我们只要找出原因，加以处理就可以解决这些问题了。常见的问题有：

（1）疼痛：有很多原因，如组织面局部问题、基托边缘问题、咬合不平衡、义齿不稳定、垂直距离过高等都可能引起不同程度的疼痛，需要找到原因，调改义齿，去除刺激因素。

（2）固位不良：多见于下颌。一方面是病人下颌骨牙槽嵴吸收明显，牙槽嵴低平，黏膜较薄，舌体较大。另一方面是义齿本身制作问题，基托组织面和黏膜不密合或基托边缘伸展不够，边缘封闭作用不好；或者基托边缘过长，唇颊舌系带区基托边缘缓冲不够，影响系带、周围肌肉的活动；人工牙排列位置不当，造成咬合不平衡；义齿磨光面外形欠佳等。固位不良时需要找到具体原因，对义齿进行调改。

（3）发音障碍：一般情况下，全口义齿初次戴用时，常因为义齿排列不正确或者牙弓后部狭窄，尤其在前磨牙区域，舌的活动间隙减小，舌活动受限，或者基托前部的腭面太光滑导致发音不清楚，但很快就能够适应和克服。

（4）恶心：上颌义齿后缘伸展过长或者义齿基托后缘与口腔黏膜不密合，义齿后端翘动刺激黏膜，上颌义齿后缘基托过厚，下颌义齿远中舌侧基托过厚挤压舌体等均可以引起恶心。应根据具体情况，将上颌义齿后缘磨短，如后缘与黏膜不密合，可以局部重衬，修改上下颌基托的厚度。

（5）咬颊、咬舌：由于后牙缺失时间过长，两颊部向内凹陷，或者舌体变大，会导致咬颊和咬舌，需要时间适应。如果由于后牙排列覆盖过小，出现咬颊，可以磨改上颌后牙颊尖舌侧斜面和下后牙颊尖颊侧斜面，加大覆盖。咬舌时，可以磨改上颌后牙舌尖舌侧斜面和下后牙舌尖颊侧斜面，解决咬舌现象。

（6）咀嚼功能不好：如因上下颌牙接触面积小或者义齿失去了应有的解剖形态，或者垂直距离过低，可以增加咬合接触面积，形成尖凹解剖外形和食物溢出道；垂直距离不够，需要重新排牙，提高义齿咬合高度。

（7）心理因素的影响：如果义齿本身没有问题，而是病人不习惯或者不会使用义齿，需要耐心讲解义齿和天然牙的不同，对病人进行说服，全口义齿是需要病人参与配合的一种治疗方法，病人的积极使用，主动练习，耐心适应都是非常重要的。

156 全口义齿损坏如何修理？

全口义齿戴久了，义齿本身的老化，加上使用及维护不当，常出现一些破损，因为病人习惯了原来的义齿，不愿意更换新义齿，希望通过修理后能够继续使用原义齿，这就需要医生帮助修理。

（1）唇颊侧基托折断的修理：如果折断的基托可以正确对接，可以将断端用黏结剂黏固，灌注石膏模型，待石膏硬固后，将义齿折裂处基托磨除一部分，用材料重新修复。如果折断的基托不能正确对接，可以用蜡或者印模材料放在基托的折断部位，在口内恢复基托的外形，然后灌模型，在模型上用材料修复。

（2）上下颌义齿折断的修理：先将折断面清洗干净，将断面用黏结剂黏结成整体，固定后用石膏灌注模型，模型凝固后将断端基托磨除后用材料修复。

（3）人工牙折断或脱落的修理：如果是塑料牙，可以将折断的人工牙和舌侧基托磨除，保留原来的唇侧基托；如果是瓷牙，用裂钻从舌侧龈缘去除塑料，并将折断瓷牙去除。根据义齿上人工牙的外形，颜色，大小，选择相似的人工牙，磨改后排列在牙弓上，用蜡将其与邻牙的唇面黏着固定，用材料修复。

157 如何保养活动义齿？

活动义齿包括局部活动义齿和全口义齿。

有的病人戴活动义齿后，从来都不注意保养，义齿上有厚厚的污垢，看上去非常不卫生，有些人甚至不知道义齿还需要清洗。

首先佩戴活动义齿后，饭后和睡觉前应该取下义齿并刷洗干净，用清水蘸牙膏刷洗即可，每天至少彻底刷洗清洁一次。其次为了减轻支持组织的负荷，使之有一定时间休息，最好夜间不要戴义齿，取下义齿浸泡在冷水中或义齿清洁液中，但切忌放在开水或者酒精溶液中。如戴上义齿有感觉不适的地方，应及时去医院复诊，不要自己动手修改，以免影响修复体质量。若义齿发生损坏或折断时，应及时将折断的部分带到医院复诊并修理。

戴活动义齿后发音不清怎么办?

活动义齿佩戴后，病人往往会感觉嘴里多了块东西，一时间不会说话了，这种情况很常见，通常病人经过一段时间的调节适应后就可以正常发音了，但需要先了解病人的发音不清，是因为不适应新义齿还是因为义齿制作存在问题，若是因为后者则需找出存在的问题，对义齿进行调改或重新制作。

如果牙排列的位置不正确就会使发音不清或者有哨音。哨音产生的原因是后部牙弓狭窄，尤其在前磨牙区，舌间隙减小，舌活动受限，使舌背与腭面之间形成很小的空气排逸道；或因基托的前部腭面太光滑等。可以将上颌基托前部形成腭皱和切牙乳头的形态，下颌前牙向唇侧倾斜，将下颌舌侧基托磨薄些，增加舌活动间隙。

 戴固定义齿可能出现什么问题? 如何养护?

很多病人在牙齿缺失后选择固定修复，戴用固定义齿后，有时会出现一些不适：

（1）基牙疼痛：可分为过敏性疼痛、自发性疼痛、嵌塞性疼痛。常见原因有备牙及黏结剂刺激产生疼痛，或由基牙预备后未戴用暂时冠；也可能因基牙出现继发龋，牙周创伤或者牙龈退缩，牙颈部暴露引发疼痛；固位体固位不良，桥体松动，黏固剂质量差或者溶解等问题，或是存在早接触点引起创伤性牙周膜炎等。固定桥如在使用一段时间后出现咬合痛，需要进行检查是否有创伤性牙周炎或者根尖周炎等。

（2）龈缘炎、牙槽嵴黏膜炎引起的疼痛：多因龈缘下溢出的多余黏固剂未去除干净，固位体边缘过长或者边缘不密合，易导致食物残渣和菌斑聚集；与邻牙的接触点恢复不良，食物嵌塞刺激压迫牙龈；桥体龈端与牙槽嵴黏膜间存在间隙或者压迫过紧，口腔卫生较差等。发生龈缘炎、牙槽嵴黏膜炎时可以进行牙周治疗，严重者需要拆除后重新修复。

（3）基牙松动：基牙本身条件差，或者桥体过长，基牙的数量不足，可使基牙遭受殆创伤，导致基牙松动。可以采取保守治疗，如牙周组织损伤严重，引起炎症疼痛，应拆除固定桥重新修复。

（4）固定桥松动脱落，破损：多因固定桥的设计、材料、卫生状况等多因素造成，多需要重新设计修复。

佩戴固定义齿后，建议常规正确使用牙线，以利于后期牙周健康的维护，并且养成定期复查的习惯，以便于早期发现问题及时处理。

160 什么是隐形义齿？

提起隐形义齿，大家往往会问，隐形义齿真的是看不到的吗？实际上隐形义齿并不是看不到，而是因为其效果好，戴在嘴里和真牙区别不大，达到良好逼真的修复效果而得名。隐形义齿是活动义齿的一种，因其采用的弹性树脂卡环，位于天然牙龈缘，仿真性好，故得此美誉。弹性树脂是一种新型义齿修复材料，其特点是强度高、有适宜的弹性、较好的柔韧性和半透明性，其色泽接近天然牙龈组织，具有良好的仿生效果和很好的隐蔽性。

161 什么是覆盖义齿？

有的病人有很多残根，不想拔除，希望在其上直接镶牙。这种情况我们怎么处理呢？我们可以通过覆盖义齿来修复病人的牙列缺损。

覆盖义齿是指义齿的基托覆盖并支持在天然牙、已治疗的牙根或种植体上，并由它们支持的一种全口义齿或可摘局部义齿。被覆盖的牙或者牙根称为覆盖基牙。覆盖基牙的保留可以有效地阻止或减缓剩余牙槽嵴的吸收，同时也增强了义齿的固位、支持与稳定。尤其适用于余留牙少且基牙牙周条件较差、不能直接作为可摘局部义齿基牙使用时。可以分为即刻性、过渡性、永久性覆盖义齿。覆盖义齿对基牙本身也有保健作用，基牙的垂直受力能改善基牙的牙周状况，延长基牙寿命。

162 什么条件适合做覆盖义齿？

前面我们提到覆盖义齿修复，那么，哪些情况可以做覆盖义齿呢？

覆盖义齿主要适用于口腔内余留牙齿少不能做固定义齿修复，而基牙条件差又无法直接用作可摘义齿的基牙时，例如以下两类情况：

（1）先天性口腔缺陷病人：如先天性唇腭裂、部分恒牙胚缺失、小牙畸形、牙釉质发育不全及颅骨锁骨发育不全综合征等病人，其牙体小且形态异常，牙根短小不能做基牙。

（2）后天性口腔疾病病人：如余留牙因龋病等原因导致牙冠大部分缺损或变短、经根管治疗后牙冠脆弱、牙周组织健康状况较差、余留牙伸长或严重错位，影响咬合或义齿戴入等情况，不宜用作固定义齿或可摘局部义齿基牙，但其在牙弓中的位置适当，可经治疗后作为覆盖基牙。

163 覆盖义齿有哪些优点呢？

（1）义齿修复效果理想，义齿稳定性好：因覆盖基牙附近的牙槽骨得以保存，剩余牙槽嵴丰满，义齿的功能稳定性好。

义齿固位力强：因覆盖基牙的存在，防止或减缓了基牙区及其附近骨组织的吸收，覆盖基牙上还可以安放各种附着体，因此义齿的固位力强。保留牙根用作覆盖义齿基牙，较黏膜支持式义齿其支持作用大大提高。改善义齿的支持方式，义齿受力后基托与覆盖牙根接触，义齿支持在覆盖牙根上，其支持力较强。

咀嚼效率高：因义齿的固位和稳定性好，其咀嚼时义齿稳固不脱位，对食物的咀嚼效果好，咀嚼效率高。

（2）保护口腔软硬组织的健康：覆盖义齿修复因保留了部分牙根和牙周膜，本体感受器的保留使义齿具有区别咬合力大小和方向的能力，并可以判断咬合面食物的大小厚薄等，使口腔支持组织免受咬合创伤，有效防止或减缓牙槽骨的吸收。如果覆盖基牙采用截冠术调整冠根比例，可以减少或免除基牙的侧向力和扭力，使牙周膜免受创伤，其松动度随之改善，甚至完全稳固，得以保存较长时间。保留天然牙或牙根可以防止或者减轻远中游离鞍基的下沉，从而减小主要基牙上的扭力，减轻软组织和牙槽骨所承受的压力，减缓骨组织的吸收。

（3）减轻病人的痛苦：覆盖义齿可以保留以前认为必须拔除的患牙，免除了病人拔牙的痛苦和等待伤口愈合的时间，节省时间和费用，也满足了病人对美观和功能的需要。

（4）义齿易于修理和调整：覆盖基牙如果因为某些原因需要拔除的时候，只需要在拔牙区域做衬垫处理，就可以继续使用原来的义齿。

（5）保留牙根对病人心理的影响：保留部分余留牙，不仅能提供固位，对病人心理也是很大的安慰。即便仅有单个牙根，也使病人没有成为无牙颌。尤其年轻成人或停经后的妇女，由于情绪和社会压力，使之不能接受拔除所有的余留牙而使用全口义齿。心理改善的程度是不同的。对一些病人来说，牙齿丧失带来的情感压抑非常严重，随年龄增长而需要在床边放着装有义齿的玻璃杯对某些人来说是不可以接受的。将固定修复换成可摘义齿修复对病人来说已是一种情感上的创伤，因此不能忽视保留一个牙根对病人的心理改善作用。

 什么是磁性固位体覆盖义齿？ 磁体固位有什么
优点？

基牙经过完善的根管治疗，截冠处理后，在其外表制作一保护性的磁性金属根帽。然后在其上制作覆盖义齿，所获得的义齿即为磁性固位体覆盖义齿。

磁性固位体在覆盖义齿的制作中，相比一般的覆盖义齿，它拥有其自身独特的磁性吸附优势，在病人进行摘戴过程中，磁力可以作为摘戴的导向力，方便病人自如进行义齿的摘戴。在行使咀嚼功能和发音功能过程中，由于磁力的存在，可以获得比一般附着体义齿更好的固位和稳定，使义齿使用时舒适度更好。

165 什么是即刻义齿？

很多人拔了牙后，觉得："哎呀，这可怎么见人啊，太难看了。医生，有没有办法？"

没问题，我们可以做个即刻义齿来解决这个问题。即刻义齿又称预成义齿，它是一种在病人口内天然牙尚未拔除前，预先制取口腔的模型，在模型上去除要拔掉的牙齿，并制作对应的活动义齿，这种当牙齿拔除后可以立即戴入的义齿。避免了病人因为拔除患牙后面临的口内缺牙的尴尬境地，如果是前门牙则嘴唇塌陷，说话漏风，影响面容。即刻义齿给病人更好的帮助和支持，并对愈合后的修复治疗起一定的模拟效果的作用。

166 什么是嵌体？

嵌体作为一种成熟的治疗方案，在国外已经广泛使用，在国内，由于认识不够，开展的还不够广泛，不为大家所知。其实嵌体是一种很好的治疗方案，可以用来取代充填治疗。

嵌体是一种嵌入牙体内部，用以恢复牙体缺损的形态和功能的修复体。其中部分嵌入牙冠内、部分高于牙面的修复体称为高嵌体。与直接充填不同，嵌体是一种在模型上制作，用黏结剂固定在牙体缺损区域的间接修复体。

167 桩冠是什么？

当一颗牙齿因龋病或外伤等原因，导致牙冠基本没有了或者牙冠折断该怎么办呢？当剩余的牙冠磨小一圈剩下较少牙体组织了怎么办？此时牙根还很好，如果拔除就太可惜了。

牙根内部就像竹子一样是空心的，正常时中空部分有牙神经，当牙神经坏死时需先做根管治疗，把牙根充填起来。镶牙时，医生会将充填牙根的材料去掉一部分，在牙根中空的部位做一个桩，先把牙冠按照牙齿磨小后的形态用材料恢复起来，即桩核，再在外面套一个烤瓷冠，这就是我们通常说的桩冠了。

桩核根据制作工艺和材料的不同又分为铸造金属桩核，铸造或切削的全瓷桩核，纤维桩+树脂核，成品金属桩+树脂核。

168 什么是烤瓷牙冠？烤瓷牙的制作程序包括哪些呢？

常听口腔医生建议病人做烤瓷牙，也常听别人说自己做了几颗烤瓷牙等，烤瓷牙与我们的生活息息相关，那么什么是烤瓷牙？

烤瓷牙冠内有一薄层金属，把磨小了的牙包上一圈，我们把它叫作金属内冠或者基底冠，一般厚 0.3~0.5 毫米。其外面是一层陶瓷，烤瓷牙是将瓷粉在真空烤瓷炉中升温到部分熔化，熔附到金属基底冠上，形成跟牙齿颜色相近的烤瓷牙冠。

烤瓷牙的制作程序包括：①牙体预备，俗称磨牙：将病人需要做烤瓷牙的牙磨矮、磨小一圈，磨除量根据不同部位和不同设计在 0.5~2 毫米之间，如果是有神经的牙，磨除时必须局部注射麻药。②将磨好的牙制取印模，灌注石膏模型，形成阳模，在石膏模型上包绕整个牙齿制作一层 0.3~0.5 毫米的薄金属冠蜡模型。③将蜡模用专门的烤瓷合金铸造出来。④在铸造好的金属基底冠上分层堆塑瓷粉，在烤瓷炉中升温至瓷粉部分熔化，冷却。⑤将冷却到常温的牙冠打磨，调至合适，再在表面涂上一层釉料，使之具有光泽。⑥牙冠在病人口内调磨合适后，用专用材料粘固，整个烤瓷牙冠的制作就完成了。下图演示了烤瓷牙磨牙前，磨牙后和戴牙后的过程。

169 什么样的条件可做烤瓷牙？

制作烤瓷牙有三大目的：一是修复缺损的牙体组织，二是改变牙齿的形状和颜色，三是修复缺失的牙。当牙齿缺损比较大直接补补不上或补上容易掉、牙齿"杀"神经后变得比较脆，容易劈裂的，为了恢复缺损的牙齿或保护牙齿避免因折裂而拔除时需做烤瓷牙；当牙齿为四环素牙，氟斑牙或釉质发育不全等需改变颜色或前牙先天性的过小，与相邻牙齿有间隙，不美观，需要消除间隙或改变形态时，可以做烤瓷牙；当个别牙缺失时也可用烤瓷桥修复缺失的牙，但至少要磨小前后各一颗牙，即缺一颗牙需要做三颗牙，费用也按三颗牙收取。已"杀"神经的牙齿需做完善的根管治疗才能做烤瓷牙，但是当牙齿过短不能磨除足够的量（有烤瓷的地方最少厚 1 毫米），或磨除后牙冠强度不够或固位力不够容易掉的、18 岁以下磨牙时易暴露牙神经的都不宜做烤瓷牙，当缺失牙过多或缺失牙前后牙松动明显时也不宜做烤瓷牙。

170 在牙根上面也能镶牙吗？

我们首先要看牙根有没有保留价值：如果牙根较长，没有明显的松动，牙根炎症、龋坏也在可控制的范围内，则牙根可以考虑保留，考虑做桩核冠修复；如果牙根较短，而病人选择的是活动义齿修复，则可以考虑做成覆盖义齿。但不管做什么义齿，牙根都需要先做完善的根管治疗，就像盖房子打好地基一样。如果未做完善的根管治疗，当做上桩冠后牙根再出现炎症时，则需拆除桩冠再行治疗，而拆除桩冠难度很大，费时费力且容易导致牙根折裂，就得不偿失了。

171 儿童缺牙后也应该镶牙吗？

很多家长经常会问，儿童缺牙也应该镶牙吗？反正掉的是乳牙，以后还要长恒牙的，是不是就不用镶牙了？

答案是否定的，理由如下：①牙齿是儿童至关重要的咀嚼器官。牙齿缺失后食物未经充分咀嚼就进入消化道，这无疑增加了消化道的负担，导致了消化不良、吸收不良，影响儿童的营养摄入，从而影响儿童的生长发育。②牙齿的咀嚼运动对颌骨的发育有促进作用，就像孩子经常体育锻炼会长得高一些一样。牙齿过早缺失，颌骨得不到有效的刺激，从而使颌骨的宽度高度发育不足，不能容纳恒牙的宽度，从而导致恒牙牙列拥挤。③牙齿除了咀嚼功能外，还有相互依靠，维持其他牙齿正常位置的作用。牙缺失时间久了，前后的牙齿会向缺牙的部位倾斜，从而导致换牙后恒牙拥挤的概率大大增加。所以当乳牙早失时，应该由医生根据缺牙具体位置、缺牙时间以决定是否需要镶牙。

颞下颌关节紊乱病调𬌗起什么作用？

调𬌗由于是不可逆性的，所以在颞下颌关节紊乱病的治疗中将其放在其他可逆性治疗方法之后。对有咀嚼肌功能紊乱的病人，应先戴用稳定咬合板至少一周，待咀嚼肌症状基本消失后再调𬌗，以免因咀嚼肌功能异常引起假性的咬合障碍，从而错误地调𬌗。调𬌗的过程是在几个重要的𬌗位寻找早接触点，即𬌗障碍点进行磨除，主要包括牙尖交错位、后退接触位、前伸𬌗和侧方𬌗四个𬌗位进行调磨。调磨时要遵循少量多次的原则，调磨时深度控制在牙釉质范围内以免引起牙本质过敏，调𬌗时一般不降低垂直距离。

173 什么是咬合重建？

咬合重建是指用牙冠、嵌体、固定活动联合修复等方法对整个牙列咬合面进行改造和重新建立，包括重建𬌗面形态，改正𬌗位关系，升高垂直距离等。咬合重建是一项很复杂的工作，适用于天然牙列重度磨耗导致进食时敏感或颞下颌关节不适、疼痛的病例，也适用于因牙齿磨耗过度导致面容苍老或因牙冠过短，牙列不齐，不能常规镶牙的病例，或颞下颌关节病经𬌗垫治疗已经痊愈需用固定义齿行永久修复者。

咬合重建一般包括六个步骤：①余留牙的牙体、牙髓、牙周治疗；②戴用活动性的𬌗垫至少3个月，调磨𬌗垫至病人无明显不适感觉；③利用𬌗垫确定的上下牙关系将上下牙模型上𬌗架，用蜡将余留牙堆塑至需要修复的外形；④将口内的牙齿按需磨除的量进行牙体预备，利用上一步做好的蜡型，制作临时固定义齿；⑤试戴义齿一段时间无不适，则按此位置关系制作永久的牙冠；⑥永久冠在口内调试后，临时粘固，试戴，如无不适则取下然后永久粘固，咬合重建结束。如缺牙较多，则缺失的牙最后可用活动义齿修复。

174 磨牙症是什么原因引起的？

磨牙症包括两种类型：一种是夜磨牙，另一种是紧咬牙。其病因多样，主要包括：

（1）精神因素：精神紧张，压力大，焦虑，失眠，抑郁等。

（2）咬合不稳定或有咬合障碍点。

（3）胃肠道疾病，蛔虫感染，维生素缺乏，过度疲劳等。

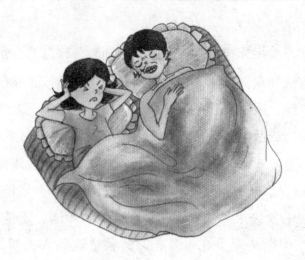

 175 磨牙症有什么危害？

大家注意观察就会发现，我们清醒状态下磨牙别人并不会听见有声音，那为什么睡觉时候磨牙会有明显的声音呢？其原因是睡觉时磨牙的力量比我们正常咬合力量大很多，所以其危害是明显的：

（1）牙齿的过度磨损：过大的咬合力导致牙齿以远超过生理磨耗的速度磨损，导致牙尖变平，咀嚼效率降低且牙釉质磨损后牙本质暴露，冷热、咬物时可出现酸痛。

（2）牙周创伤：过大力量可导致咬合创伤，牙周病发展加快，牙松动。

（3）咀嚼肌疲劳，疼痛，变粗大。

（4）由于磨牙时大脑皮质兴奋，导致睡眠不深，睡醒后容易觉得疲倦。

176 夜磨牙有哪些治疗方法？

最好找到病因，对因治疗，如找不到明确病因，则对症治疗。

（1）心理治疗：消除精神因素。

（2）调磨牙齿：去除𬌗干扰点。

（3）缓解肌肉紧张：按摩，使用松弛𬌗板。

（4）保护牙齿，牙周：晚上使用软𬌗垫，避免牙磨损，减少牙周创伤，减轻肌肉疲劳。

（5）补充微量元素，进行驱虫治疗等。

177 咬合板对磨牙症有什么作用？

磨牙症治疗用的𬌗板分两种，一种是肌松弛𬌗板，主要用于调𬌗前的治疗，对于怀疑有𬌗干扰的，可佩戴 1～2 周，待肌肉关节症状消失后，再行调𬌗治疗；另一种是弹性咬合板，其主要作用是使牙齿脱离接触，避免磨耗及有声音影响他人；其次因其有弹性，使牙周和肌肉、关节受到的压力减小，从而起到保护牙周和肌肉、关节的作用。

（刘　杰　赵志荣　徐海涛）

第五章　口腔正畸科

178　什么是正常验？

你认识这个字吗——"𬌗"？对于"𬌗"这个字你了解多少？"𬌗"字是口腔医学中的一个专用名词，顾名思义"𬌗"字拆开后是"牙"和"合"两个字，发音仍为"he"，其实这个字很好理解，它就是上下颌牙齿合拢在一起，也就是上下颌牙齿咬合时的情形，反映上面一排牙齿（上牙弓）与下面一排牙齿（下牙弓）是个什么样的关系。

咬合正常者称为正常𬌗，不正常者称为错𬌗畸形。正常𬌗在口腔医学中有严格的定义，我们也将这种定义𬌗称为理想正常𬌗。这种理想正常𬌗是美国学者 Angle 提出来的，即保存全副牙齿，牙齿在上下牙列上排列得很整齐，上下牙的尖窝关系完全正确，上下牙弓的𬌗关系非常理想。

19 世纪末期，Angle 医生从博物馆内储藏的头骨中寻找到一个具有最理想的咬合关系的头颅，这具头颅上的理想咬合关系不仅是他治疗时追求的目标，而且也是修复学与冠桥学排列义齿的仿效标准。这个头颅有以下特点：

（1）左侧与右侧上、下颌骨各有 8 颗牙，排列整齐、无拥挤、无旋转情况。

（2）上颌骨的牙与下颌骨的牙呈极协调的咬合关系。上颌第一个恒磨牙的近中颊尖，咬在下颌第一恒磨牙的近中颊沟上。

（3）上颌尖牙咬在下颌尖牙与第一前磨牙交界处。

（4）上颌第一前磨牙咬在下颌第一前磨牙与第二前磨牙的中间；上颌第二前磨牙咬在下颌第二前磨牙与第一磨牙中间。

（5）上颌前牙覆盖下前牙近切缘的 1/4 牙冠。

（6）上颌的咬合面：①左右中切牙唇面整齐呈轻微弧形。②左右侧切牙因较薄，其唇面与中切牙的唇面相比稍向腭侧，故在近中与远中处各有一个腭侧弯。③尖牙有明显的突出，呈尖牙区的弧形突起。④第一与第二前磨牙颊面整齐，在一条直线上。⑤第一磨牙颊面较突出，故在与第二前磨牙中间有一个外展弯曲。

（7）下颌咬合面：①左右 4 颗切牙呈整齐弧形。②尖牙向唇侧突出，与侧切牙交界处有一外展弯曲。③第一磨牙颊面较突出，故在与第二前磨牙中间有一外展弯曲。

因为过于严格，在自然人群中几乎不可能找到理想正常𬌗，凡轻微的错𬌗畸形，对于生理过程无大碍者都可以列入正常𬌗范畴，但是由于在这种正常范畴内的个体𬌗，彼此之间又有所不同，医学上称为个别正常𬌗。属于广义上的正常𬌗范畴，一般是不需要矫正的，一定要矫正的，那当然就是属于错𬌗畸形的范畴了。

与正常𬌗相对的错𬌗畸形，它的表现多种多样，除了最常见的牙齿不齐、拥挤外，还有前牙反𬌗，俗称地包天或兜齿；上颌前突，俗称"龅牙"；前牙深覆𬌗、开𬌗及后牙锁𬌗等，这些都是需要进行口腔正畸矫正的。

研究牙齿、颌骨、颅面畸形，应以正常𬌗的知识为基础。正常𬌗与美学密切相关。容貌美是人体美的最重要部分之一，现代正常𬌗的概念具有医学美的内涵，这种正常𬌗的医学美一直是正畸学者所追求的科学目标，也是正畸学者的审美标准。

179 什么是牙殆畸形？

牙殆畸形也叫错殆畸形，是指在儿童生长发育过程中，由先天的遗传因素或后天的环境因素，如疾病、口腔不良习惯、替牙异常等所导致的牙、颌骨、颅面的畸形，如牙齿排列不齐，上下牙弓间的殆关系异常，颌骨大小、形态、位置异常等，具体表现为牙齿不齐、"虎牙"、"龅牙"、"地包天"、嘴巴歪偏等。

这些异常的机制是牙齿宽度与牙槽骨宽度、牙齿与颌骨、上下牙弓、上下颌骨、颌骨与颅面之间的不协调，此外也可在生长发育完成后因外伤，牙周病，肿瘤等原因造成错殆畸形。因而近代错殆畸形的概念已远不仅是指牙错位和排列不齐，而是指由牙、颌、颅面间关系不调而引起的各种畸形。世界卫生组织（WHO）把错殆畸形定为"牙面异常"，其不但影响外貌同时也影响功能。

180 牙殆畸形有什么危害？

牙齿是咀嚼食物的工具，如果牙齿出了问题，势必会影响食物的消化，从而危害身体健康。牙殆畸形，就是大家所说的"牙列不整齐"，其危害很多，可以归纳为以下几个方面：

（1）影响口腔及颜面部发育：儿童生长发育期间的牙殆畸形如不能及时早期矫治，将会影响口腔及颜面部软硬组织的发育，引起面部的明显畸形。如"地包天"的儿童，由于与正常生长情况相反，其下牙列在上牙列的外侧，下牙列会妨碍上牙、上颌骨向前的生长发育，导致上牙列发育不充分，同时上颌骨向前发育的力量又推动下颌，使其过度发育。这样就形成了恶性循环，畸形会越来越重。

（2）影响口腔卫生健康：牙齿排列不齐时，牙齿自洁作用差，并且刷牙效果也不好，食物残渣和菌斑不容易去除，久之容易患龋坏（虫牙）、牙石（牙垢）、牙龈炎（牙龈出血）等口腔疾病，严重的可发展为牙周病，引起牙齿松动脱落。

（3）影响口腔功能：有些牙𬌗畸形可能影响口腔功能。如前牙开𬌗会导致发音不清；反𬌗、锁𬌗病人牙齿对咬时接触面积比正常人小，咀嚼效率大大降低；深覆𬌗会对下颌运动有影响，使下颌骨的运动关节——颞下颌关节运动异常，引起疼痛，并使面部肌肉容易疲劳等。

（4）影响颜面美观：牙𬌗畸形影响颜面美观是最直观的，如地包天、开唇露齿、下颌偏斜等都会使人的整体形象大打折扣。

（5）影响全身健康：由于牙齿错位，咬合不良，因此咀嚼功能障碍，影响消化吸收，久而久之会造成营养不良而影响儿童全身的生长发育。同时由于咀嚼食物不便，食物未经充分嚼细就进入胃肠，导致胃肠功能负担过重，容易引起胃肠疾病及消化不良。

（6）影响心理健康：有些少年儿童因为牙齿长得不好看，受到同学或小伙伴的嘲笑，产生自卑感。有些成年人因严重的牙、𬌗、颌、面畸形，影响心理健康。

 181 为什么牙齿不齐的孩子越来越多？

牙不齐在口腔医学中称为错𬌗畸形，一般认为是遗传、疾病、内分泌障碍、营养不良、替牙障碍以及口腔不良习惯等因素影响的结果。据统计，目前70%~80%的人牙齿不齐，且有增长趋势。为什么牙不齐的孩子越来越多呢？

在人类进化过程中，食物由生到熟、由粗到细、由硬到软，使得咀嚼器官的功能日益减弱，而咀嚼器官的退化、减少出现不平衡现象，即肌肉居先，颌骨次之，牙齿再次之，颌骨减少而牙齿的数量没有减少，因而颌骨容纳不下所有的牙齿，导致牙齿拥挤。

现在的食品越来越精细，比如大量的奶制品、面包、膨化食品致使孩子的咀嚼功能越来越弱，这使得孩子的牙齿和口腔内外的肌肉得不到应有的锻炼，导致肌肉无力、萎缩，进而颌骨也不能很好地发育，而牙齿的数量没有减少，所以现在儿童牙齿错𬌗畸形的发病率越来越高了。

另一方面，精细的食物还容易引起牙齿龋坏，造成牙齿缺损，致使乳牙过早丢失，引起恒牙萌出的间隙不足，进而造成牙齿排列不齐。

怎样预防牙𬌗畸形？

由于人类颌骨系统的退化和食物的日趋精细化，牙齿不齐的发病率已经上升到80%左右，也就是说现在十个孩子里约有八个孩子的牙齿是不齐的，针对这种情况，我们给年轻父母们几点建议，可以降低牙齿不齐的概率，或者是降低后期牙齿矫正的难度。

（1）从优生学上解决由遗传导致的错𬌗畸形：注意孕妇的营养保健，预防母体疾病，是保证胎儿正常发育的先决条件。母亲分娩时，要注意保护胎儿，尽量避免分娩过程中胎儿受外力伤害。

（2）注意婴幼儿的喂养：对婴幼儿进行合理的喂养及采取正确喂养姿势是非常重要的。提倡母乳喂养，采用人工喂养时，最好能使用近似母亲乳头的奶嘴，奶嘴的开孔不可过大，直径以 1～2 毫米为宜。人工喂养时要注意奶瓶位置和喂养姿势，防止婴儿下颌前伸不足或前伸过度。

（3）加强儿童咀嚼功能训练：充分锻炼口腔肌肉功能，进而有效刺激下颌骨的生长发育。日常生活中适当地给孩子多吃一些坚硬耐磨的食品，如排骨、牛肉干、锅巴、干馍片、苹果等。

（4）注意幼儿身心健康，加强营养并重视口腔卫生，及时发现和治疗全身性疾病，如佝偻病、消化不良、内分泌失调及鼻咽部慢性炎症等，对口腔疾病也要尽早治疗，如早期充填龋齿，及时拔除未脱落的滞留乳牙等。

（5）纠正婴幼儿不良习惯：首先是去除口腔不良习惯，对发生不久、持续时间不长的不良习惯，经过父母引导、提醒和耐心说服，是不难改正的。必要时使用各种口腔不良习惯破除器，帮助孩子克服不良习惯。

183 牙齿不齐是怎样形成的？

牙齿不齐的发病因素一般为遗传性因素和获得性因素两大类。获得性因素有以下几方面：

（1）乳牙早失：邻牙向缺牙间隙处倾斜，使间隙缩小，导致恒牙萌出时间隙不足，出现牙齿不齐现象。

（2）口腔不良习惯：多数为吮指习惯、不良舌习惯、咬唇习惯、咬物习惯、伸下颌习惯、不良吞咽习惯、偏侧咀嚼习惯等，可以引起各种各样的错殆。

（3）多生牙：多生牙能引起牙、殆系统的形态功能紊乱，中切牙间多生牙可导致中切牙间隙的形成等。

（4）先天性缺失牙：多为发育和胚胎原因，第三磨牙的缺失多为种系发生的退化现象。

（5）乳牙滞留：个别牙逾期不脱落为乳牙滞留，可导致继替恒牙萌出被阻而呈埋伏或错位萌出。

（6）乳尖牙磨耗不足：因为儿童吃的食物过软，所以有的乳尖牙不如其他牙齿磨耗多，因而高出牙弓牙面，产生早接触，造成下颌向前方或侧方移动，形成反殆。

（7）另外还有许多全身因素和局部疾病因素，如传染病、营养不良、内分泌因素、维生素缺乏、唇腭裂、下颌髁状突良性肥大症、颜面肥大症等。

184 遗传在形成错殆畸形中起什么作用？

遗传是生物的特性，也是生物本身及其发展的一定条件。近20年来通过人类学和遗传学的研究已证实了遗传因素，特别是面部特征的独立遗传是错殆畸形的一个重要原因，其表现为家族遗传倾向。

遗传因素主要为种族演化和退化，遗传因素在导致错殆畸形的病因中占有较高的比例。有资料显示，我国错殆畸形人群中遗传因素大约占其病因的29%。但是遗传因素与环境因素之间又是相互影响，相互制约的。正如人类疾病的发生是遗传因素与环境因素相互作用的结果一样，遗传因素是形成错殆畸形的内因，环境因素是形成错殆畸形的外因。其形成的一般途径如下：

（1）由于牙量与骨量的不协调，产生了遗传性牙列拥挤或牙间隙。

（2）由于颌骨大小、形状之间的不协调，导致了遗传性异常殆的发生。虽然遗传因素对错殆畸形的影响很大，但环境因素同样在其形成中占有一定比例。错殆畸形正是这些因素共同作用所引起的疾病。例如，子女的牙齿、面部特征像父母，双胞胎之间的错殆表现几乎完全一样，这都是遗传的作用。但是子女之间、子女与父母之间又不完全相同，如父母都无错殆畸形而子女却有可能出现错殆畸形，这就是父母两人的遗传特征受到外界环境的影响而产生变异的结果。故错殆畸形呈多样性，遗传的方式亦各异。

常见的遗传因素形成的错殆畸形有：颜面不对称，牙间隙，牙齿拥挤，牙齿数目异常（多生牙或先天缺失牙），牙齿形态异常（过大牙、过小牙、锥形牙、异常萌出牙），上下颌骨形态异常（上颌前突、下颌前突、下颌后缩、深覆殆、反殆）等。遗传性错殆畸形的矫治要复杂一些，大家应该引起重视，争取早发现，早治疗。

185 造成错殆畸形的口腔不良习惯有哪些？

口腔不良习惯在错殆畸形的病因中占有重要的比重，约占各类错殆畸形病因的1/4。在儿童发育期，有效地预防和去除口腔不良习惯，可显著地减少错殆畸形的发生。

常见的口腔不良习惯有：

（1）吮指习惯：儿童在2岁或3岁前有吮指习惯可视为正常的生

理活动，这种习惯通常在 4~6 岁以后逐渐减少而自行消失。在这之后继续存在则属于不良习惯，可导致明显的错殆畸形。

（2）不良舌习惯：儿童在替牙期常用舌尖舔弄松动的乳牙、乳牙残根或初萌的恒牙，因而形成吐舌或舐牙习惯。患慢性扁桃体炎、慢性咽喉炎等疾病的儿童，为了使呼吸道畅通，常将舌向前伸，从而引发伸舌习惯。

（3）咬唇习惯：咬唇习惯多发生在 6~15 岁之间，常由于儿童情绪不好或模仿别人，出现咬唇动作，日久即形成咬唇习惯。

（4）偏侧咀嚼习惯：多发生在乳牙后期。患侧牙齿龋坏，儿童更愿意用健侧咀嚼食物，形成偏侧咀嚼习惯。可引起的错殆畸形如：下前牙中线向咀嚼侧偏移，颜面左右两侧发育不对称。

（5）咬物习惯：多见咬铅笔和啃指甲，可形成局部小开殆畸形。

（6）不良睡眠习惯：儿童睡眠时，经常用手、肘或拳头枕在一侧的脸下，有时用手托一侧腮部读书或思考问题，都可妨碍牙、殆、颌、面的正常发育及面部对称性。

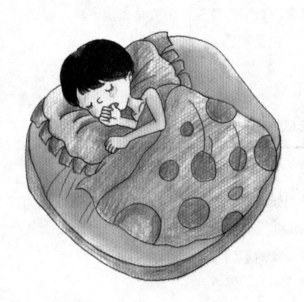

186 儿童换牙时家长应注意什么？

正常情况下儿童从 6~7 岁开始换牙，乳牙开始生理性脱落，替换乳牙的恒牙相继萌出，到 12 岁左右时，全部乳牙为恒牙所代替，这便是儿童换牙期。在整个换牙期间，是儿童保护牙齿的重要时期。

第一，保护好第一颗恒磨牙。

最早萌出的第一颗恒磨牙，即第一恒磨牙，也叫六龄牙，因六岁左右萌出而得名。对孩子颌面部的生长有定位、定高的作用，对其他牙齿萌出，排列整齐与否都有影响，保护好它可终生受益。

第二，换牙期间要注意预防和矫正儿童的各种不良习惯。

在长达 6~7 年的换牙期间，儿童通常易出现的不良习惯，如咬指甲、咬唇、咬舌、伸舌、舔牙等，可直接导致牙列不整齐，不美观，面部发育不对称，从而留下容貌上的终身遗憾。还有的儿童恒牙虽已萌出，但个别乳牙仍不脱落，应到口腔科拔除。对于个别顽固的、自己不能改正的口腔不良习惯，应尽早到口腔科就诊，佩戴矫治器以协助纠正。

第三，注意预防和治疗乳磨牙龋病。

换牙期乳磨牙易患龋病，如龋齿引起根尖病，可影响继替恒牙的生长萌出，因此要注意乳磨牙龋病的及时治疗和预防，决不能有乳牙迟早要换，坏了也不必治的错误观念。医生忠告：应当尽量使乳牙保留到恒牙萌出，如乳牙过早缺失，常导致继替恒牙萌出间隙不足而引起牙列不齐，甚至导致恒牙埋而不出。

第四，要对乳恒牙替换过程定期观察矫治。

换牙时恒牙从相应乳牙的下方或内侧萌出，萌出的恒牙即为成年人牙齿的大小，出现轻度拥挤、扭转或间隙是正常的，可随邻牙的萌出和颌骨的生长发育而自行调整排齐，只要不是反𬌗（即地包天），不是严重拥挤，一般不必矫治，但要定期观察，最长不应超过半年。如在乳牙完全替换后仍排列不齐，应及时就诊，以免因延误治疗，造成矫正困难。

第五，教育换牙期的孩子特别注意牙齿保健。

换牙期由于牙齿排列不齐，恒牙萌出，乳牙滞留，而引起双排牙，此时如多食含蔗糖食物及不注意口腔卫生，引起牙齿清洁不良，食物滞留，易导致乳、恒牙发生龋齿。因此，这一时期应注意教育孩子认真刷牙，多吃含纤维食物，有助于牙齿自洁，促进颌骨及颌面部的生长发育。

187 什么年龄最适合牙齿矫正？

不同的错𬌗畸形有不同的最佳矫治时期，可向专业正畸医师咨询。对可能会影响颌骨发育的错𬌗畸形（如反𬌗即地包天和口腔不良习惯）要进行早期治疗。乳牙反𬌗一般在病人3~4岁时开始矫治，但有一些病人在替牙期或恒牙早期会复发，需密切观察。口腔不良习惯如吮下唇、咬指甲、吮吸大拇指等一经发现需及时采取措施阻断。在替牙期，如出现反𬌗、下颌后缩、口腔不良习惯等要早期治疗，而不要等到牙齿都替换完。

大多数错𬌗畸形可在恒牙初期进行矫治，女孩一般在11~13岁，男孩一般在12~14岁。此时恒牙列基本建立，颅颌面尚有部分潜力，代谢功能好，牙齿的移动效果最显著，所以这个时期是正畸矫治的

"黄金时期"。

对于严重的骨性错𬌗畸形，单纯正畸治疗难以改善者，则需要等到完全发育成熟后（即 18~20 岁）进行正颌手术治疗，才能达到满意的疗效。

乳牙反𬌗为何主张早期矫治？

"反𬌗"俗称"地包天"，就是下颌牙齿包在上颌牙齿的外面。反𬌗不仅影响面部美观，还可降低咀嚼效率，影响发音等。

乳牙反𬌗的病因有遗传因素，不良哺乳姿势及不良口腔习惯等。

目前，大部分学者主张反𬌗要早期治疗。原因是反𬌗的状态会限制上颌骨的发育，随着患儿生长发育，会使反𬌗畸形加重。早期解除反𬌗，可以不影响上颌骨的正常生长发育。

乳牙期的反𬌗最佳治疗年龄在 3~4 岁，因为这时候孩子的乳牙已完全萌出，再晚矫治孩子就开始替换牙齿，乳牙就会脱落。

乳牙反𬌗多数是牙性和功能性的，少数有严重家族史的患儿会是骨性畸形。乳牙反𬌗治疗根据不同的致病机制采用不同的矫治方案。治疗多数采用活动性的矫治器或功能性的矫治器，孩子一般很快适应矫治器，2~6 个月可以解除反𬌗。随着孩子生长发育，注意观察反𬌗复发情况。一般有家族史的孩子复发率高，需进行多期治疗，甚至需待成年后行正畸与正颌手术联合治疗。

随着人们生活水平的提高，家长们对孩子的牙齿畸形越来越关注，但很多家长都以为矫正牙齿是乳牙替换后才开始的，反𬌗的治疗却是要"赶早"，及早到专业的医疗机构咨询，让孩子拥有美丽的牙齿，美丽的人生。

乳牙过早缺失有什么危害？

　　乳牙一般从 6~7 个月开始萌出，到 2 岁半左右基本萌出完毕。共 20 颗乳牙，其中上颌 10 颗，下颌 10 颗。上下颌从正中间分开，左右对称，分别为：乳中切牙、乳侧切牙、乳尖牙、第一乳磨牙及第二乳磨牙。

　　一般乳牙从 6~7 岁开始替换为恒牙，到 12 岁左右，20 颗乳牙替换完毕。下颌牙齿的替换先于上颌牙齿，左右同名牙齿几乎同时替换。

　　如果乳牙在正常牙齿替换前脱落，称为乳牙早失。常见的原因为乳牙严重龋病、牙髓病等而不得不将其拔除或因乳牙外伤导致脱落等。临床上发现有个别孩子没有龋齿，不明原因的乳牙早失，牙位常为第二乳磨牙。第二乳磨牙早失后，第一恒磨牙常前移，导致第二乳磨牙下方的第二前磨牙萌出间隙不足，而引起其继替恒牙错位萌出及前方牙齿拥挤。

　　多数乳磨牙早失，将影响咀嚼功能，造成单侧咀嚼和前伸下颌咀嚼习惯，可能造成单侧后牙反𬌗或前牙反𬌗等错𬌗畸形。严重者，会对上下颌骨的生长发育产生一定的影响。

　　因此，当家长发现孩子有乳牙早失的情况，一定及时到医院检查，必要时给孩子制作"缺隙保持器"，来保持住恒牙的萌出间隙，减少错𬌗畸形的发生。

190 什么是缺隙保持器？

缺隙保持器是在儿童牙齿早失后，一种保持牙弓长度，防止邻牙向丧失牙部位倾斜和对颌牙的伸长，保证继替恒牙正常萌出的一种间隙保持装置。乳牙过早丧失后，若未进行间隙管理，将影响继替恒牙的正常萌出而造成继替恒牙列错殆畸形的发生，严重者对儿童殆、颌、面的生长发育也会有一定影响。如果及时地采取措施，应用缺隙保持器，可有效地防止上述问题的发生。临床上常用的缺隙保持器有六种：

（1）活动义齿式缺隙保持器：常用于多数乳磨牙丧失。活动义齿不仅可保持缺隙，还可恢复后牙一定的咀嚼功能。因可随意摘戴，故需要患儿的密切配合。

（2）丝圈式固定缺隙保持器：常用于个别后牙早失。因其粘接在牙齿上，患儿不能随意拿下来。

（3）固定舌弓：是一种专用于下颌的保持器。常用于下颌乳尖牙的早失。

（4）Nance 腭弓式缺隙保持器：用于上颌的一种缺隙保持器。

（5）远中导板缺隙保持器：常用于第二乳磨牙早失、第一恒磨牙尚未萌出或萌出中。

（6）缺隙开大矫治器：此种矫治器用于已有牙齿倾斜导致的缺隙缩小的情况。可以将已经缩小的间隙开大，有利于其下方的继替恒牙萌出。

乳牙滞留有什么危害？如何矫治？

在乳恒牙替换期间，因各种原因乳牙没有按正常时间脱落，称为乳牙滞留。

导致乳牙滞留的主要原因有乳磨牙严重龋坏致根尖周感染造成乳牙根粘连而滞留，或者恒牙胚因外伤、异位、萌出道异常，使乳牙根完全或部分未吸收而滞留。还有的孩子是因为恒牙胚缺失引起乳牙滞留。在临床诊断乳牙滞留通常要拍 X 线牙片确诊。

乳牙滞留可导致恒牙的迟萌、阻生及异位萌出等错殆畸形。

矫治方法为尽早拔除滞留乳牙，观察恒牙的萌出情况：一种为顺利萌出，一种为缺乏自行萌出能力时，应根据孩子的年龄、上下牙列拥挤等情况全面考虑后，再决定是否进行牵引助萌治疗。

如果是因恒牙胚先天缺失引起的乳牙滞留，应根据孩子的具体情况决定保留滞留的乳牙还是拔除滞留乳牙后重新排列恒牙的位置。

家长应在孩子牙齿替换期间注意观察。通常左右对称性换牙，如果一侧牙齿替换而另一侧同名牙一直未换；或者同龄孩子已换的牙齿，自己的孩子长时间未替换，应及时到医院进行检查诊断，以便早期做出相应的治疗方案。

 矫正牙齿的一般程序是怎样的？

很多家长认为到医生那里矫正牙齿，第一次就可以戴上"牙套"，其实矫正牙齿是有一套"程序"的。

首先，要到专业的正畸医师那里咨询，看看孩子是不是矫治的适应证及最佳的矫治时期。如果可以矫治，那么就要进行 X 线片检查，取牙齿的石膏模型，留取面𬌗像片，有的医院还要化验血；通过 X 线片及石膏模型的测量对错𬌗畸形做出全面的诊断后制订相应的矫治方案，与家长对方案进行沟通后才会戴上"牙套"。这个过程需要半个月左右的时间。

然后，就是很多人都知道的慢慢矫治牙齿的过程，一般会经历 2 年左右的时间，大约每个月复诊加力一次。根据病人不同年龄及不同错𬌗畸形的情况，有的人会在一年左右即可结束，有的人则会治疗 3 年以上。

最后，矫治器拆除，但还要戴保持器，是为了保持牙齿矫治结束后的结果，以后只需定期复查即可，如有复发的情况应及时采取措施防止复发进一步发展。

因此，有需要矫正的孩子，应早期到医院进行咨询，抓住治疗的最佳时机，矫治效果好且不容易复发。另外，对于矫正的时间要做好充分的思想准备，把学习和矫正的时间合理安排。

193 正畸病人照 X 线片有什么用？

正畸病人一般 X 线检查有：头颅定位侧位片、头颅定位正位片、全颌曲面断层片、牙片、咬合片、颞下颌关节开闭口位片、手腕部 X 线片等。临床上根据病人病情选择具体的 X 线片检查。

其中常拍摄的 X 线片是：头颅定位侧位片、全颌曲面断层片。通过 X 线侧位片的测量，可以了解病人畸形的机制、主要性质及部位，比如畸形是骨性还是牙性的、是上颌骨的问题还是下颌骨的问题。通过测量分析牙、颌、颅面结构后，根据畸形的机制制订出正确可行的矫治方案。全颌曲面断层片，可观察全口牙齿发育情况及上下颌骨情况，如显示多生牙、缺失牙、阻生牙及颌骨囊肿等。

另外，如有特殊需要则加拍其他 X 线片。如具体看某一颗牙的牙根有无吸收、弯曲、牙根长度及粗细等需要拍牙片。检查评估生长发育的潜力以及是否处于快速生长期等需要拍手腕部 X 线片。

总之，正畸的病人在治疗前要拍一些 X 线片，有的在治疗中，因治疗需要还会拍 X 线片，治疗结束仍然要拍片检查治疗后的牙齿情况及治疗效果。

家长们知道正畸需要拍片的重要性了，又了解了每次拍片都有较长的间隔时间，而且拍片的安全性较高，对孩子不会造成太大影响，可以放心地让孩子拍片检查。

194 正畸病人面部照相有什么用？

正畸病人一般在正畸治疗前，治疗中及治疗后都要拍摄关于面部和牙齿的照片，每次拍摄十张。一些家长朋友问拍摄照片是干什么用的。

首先，先介绍一下这十张照片：其中面像 4 张，包括各个角度拍摄的面部。牙𬌗像 6 张，从各个角度拍摄牙齿及牙弓形态，咬合关系等。

面像包括：正面像：有点像我们在照相馆照的免冠照——大头照，观察面部高度、左右面部是否对称及其他面部畸形。正面微笑像：观察面部唇齿关系、笑线等。侧面像：观察侧面凹凸度、下颌的斜度及颏部的突度等。45°侧面像：进一步观察面部情况。

牙𬌗像包括：正中咬合位正面像：从正面观察牙齿的排列情况、咬合情况等。咬合侧面像：观察前牙覆𬌗覆盖情况。左、右侧咬合像：观察磨牙咬合关系。上、下牙弓𬌗面像：观察上下牙的𬌗面情况。

治疗前拍摄这些照片是为了分析牙、颌、颅面的协调性如何，并根据其测量分析结果，再结合 X 线片测量结果，制订出正确可行的矫治方案。治疗中、治疗后仍需拍摄这些照片，以随时观察矫治进展和变化情况。

195 什么是活动矫治器？

活动矫治器是矫治器的一种，顾名思义也就是指病人可以自由摘戴的矫治器。与固定矫治器相比，活动矫治器有其独特的构造和适应范围。

活动矫治器由固位装置，施力装置和连接体三部分组成。

适应证主要是：①乳牙期或替牙期的病人；②作为固定矫治器的辅助装置。

活动矫治器有其优点：病人可自行摘戴，便于清洁，制作简单，价格较低。

缺点是如果病人配合不好，矫治效果不明显。另外，其对于牙齿的控制较差，对于复杂一些的错𬌗畸形很难达到满意的治疗效果。

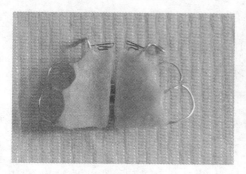

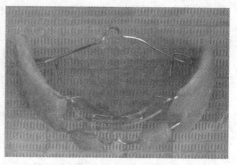

上颌活动矫治器　　　　　　　　　　　　Frankel Ⅲ型活动矫治器

196　什么是固定矫治器？

　　固定矫治器是目前临床上应用最广泛的一种矫治器，顾名思义也就是指固定粘接在牙面上的矫治器，病人不能自行摘戴，必须在治疗结束时由医生拆除矫治器。

　　固定矫治器一般由带环、托槽及矫治弓丝三部分组成，又可根据不同的需要添加各种附件。固定矫治器的特点是固位良好，适于施加各种类型的矫治力，能够有效地控制牙齿移动的方向。

　　目前，临床上应用的各种固定矫治器，从结构不同的角度分有单翼、双翼、自锁矫治器等；从制作材质不同的角度分有金属、陶瓷、树脂、单晶矫治器等；从不同的矫治系统分有 Andrews、Roth、MBT、Tip-Edge 矫治器等；从矫治器粘接的位置不同分为：在牙唇面的和舌面的矫治器。近些年，随着人们生活水平及对美观要求的提高，舌侧面矫治器的应用也逐渐多了起来。

　　病人在矫治时要咨询专业的正畸矫治医师，根据畸形的不同，矫治医师的使用习惯以及病人的需求，选择不同的矫治器进行矫治，以达到最佳的矫治效果。

197 有看不见的矫治器吗？

　　随着人们对矫治要求的不断提高，对矫治器的要求也在增多。一部分病人不想让外人看见矫治器，因此，许多病人朋友咨询有没有矫治器是看不见的，可以不是"钢牙妹"式的矫正吗？

　　目前，临床上应用较多的有三种不同意义上的"看不见的矫治器"。

　　第一种仍然是在牙唇面的矫治器，但材质不是金属的，而是树脂、陶瓷、单晶等，这种矫治器远距离看不到，近距离看较金属的要不明显。在一定意义上起到了美观的作用，而且这种矫治器在矫正牙齿方

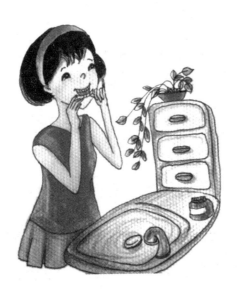

面几乎与金属的相差无几。

第二种就是严格意义上的"无托槽隐形矫治器"，没有粘接到牙唇面的矫正装置，而是病人可以自行摘戴的覆盖在整个牙齿表面透明的矫治器。这种矫治器要求病人每天必须戴用 20 个小时以上，吃饭的时候必须摘下来，定期更换矫治器，直到治疗结束。因为这种矫治器有一定的适应证，在控制牙齿移动上有不足，所以会在牙齿上粘接一些附件，以促进牙齿移动，达到矫治目的。

第三种是舌侧矫治器，也就是将矫治器完全粘接在牙齿的舌侧面，外观上看不到矫治器。这种矫治器需要针对个体制作，价格较高，并且对矫治医师技术的要求也较高，必须经过专门的培训，应用专门的器材才能完成矫治。

 198 矫治期间应注意哪些问题？

矫治期间应注意以下六个问题：

（1）注意口腔卫生：每次进食后都要刷牙，把牙齿上的软垢及食物残渣刷干净，否则易造成牙龈炎、牙周炎、牙面脱矿白斑及龋齿，影响矫正进行并影响口腔健康。

（2）不吃硬、黏食物：如骨头、炸鸡、蟹类、枣、坚果类食物，苹果、梨等水果建议切成小块后再吃，以免损坏矫治器。若发现托槽脱落、带环松脱、弓丝折断等矫治器损坏的情况，应及时与主管医师联系，预约时间及时处理。

（3）出现不适情况：初戴矫治器及每次复诊加力后，牙齿可能出现轻度疼痛、轻度松动及口腔黏膜溃疡等不适，一般持续一周左右症状即可缓解。如果出现长时间的疼痛，应尽快与医生联系。

（4）按预约复诊：一般来讲，应用活动矫治器的病人应每1~2周复诊一次，应用固定矫治器者每4~6周复诊一次。复诊时医生可以了解每个病人的牙齿移动情况，并对矫治器进行调整加力，以保证治疗质量。因此，病人应按预约时间复诊，因故未能按时复诊，应主动与主管医师联系改约时间，以免影响疗效，延长疗程或出现副作用。

（5）良好的配合：矫治过程中病人的良好配合是矫治成功的关键，病人应严格按医嘱戴用矫治器及其附加装置（如牵引橡皮圈等），并掌握正确的戴用方法及戴用时间，否则将严重影响矫治效果。

（6）戴好保持器：牙列畸形的矫正是一个生物改建过程，疗程较长并且与病人的年龄、牙列畸形的严重程度、治疗方法以及病人在治疗中的配合程度等有密切关系。矫治一般需要1~3年不等，特殊的疑难病例需更长时间。矫治结束去除矫治器后，还需戴用保持器1~2年，个别病例需要保持更长时间，甚至终生保持，以防复发。

199 矫正过程中能够正常吃东西吗？

在牙齿矫正的过程中，建议病人不吃硬、黏食物，如骨头、炸鸡、蟹类、枣、坚果类食物，苹果、梨等水果建议切成小块后再吃，以免引起托槽脱落、弓丝折断等矫治器损坏的情况。除此之外，日常生活中的大部分食物，像肉、蛋、鱼、蔬菜等都可以正常食用，不会影响饮食健康及生长发育。另外，初次戴用矫治器或每次加力后，病人对矫治器或外力需要有一个适应的过程，在此期间，可以食用一些软食，之后，病人可以慢慢地恢复正常的饮食。

矫正过程中会疼吗？

在牙齿矫正过程中，如分牙、初戴矫治器、放置新弓丝、复诊加力后，有的病人会感到不同程度的牙痛症状，有的人感到酸胀，有的人感到钝痛，程度因人而异。一般在加力 1~3 天内最明显，以后会逐渐消失。

这是因为在牙周膜中有各种各样的感受器，外力使牙周膜受到拉扯，神经受到刺激，会传导到大脑产生痛觉。一般来讲，牙齿矫正所用的外力是轻微的，加力后牙齿轻微胀痛是一种常见反应，这种疼痛轻微，而且几天后会消失，绝大部分病人都可以接受，不会影响正常生活。所以完全不必担心牙齿矫正疼痛的问题，正确认识和对待它，积极与医生合作，才能取得好的矫治效果。

 矫正期间如何刷牙？

所谓正确刷牙就是把牙刷干净，矫正期间要选择刷头比较小的、刷毛比较软的牙刷。可以选择儿童牙刷，也可以选择正畸专用牙刷。建议打圈刷，主要是把牙托槽周围刷干净，牙套周围是食物易滞留的地方。有矫治器的一侧用牙刷刷好上面和下面，医学上称为殆方和龈方。钢丝下面两颗托槽之间可以用牙间隙刷（即牙缝刷）清洁。

每天至少用一次牙间隙刷清洁牙齿邻面，最开始可能有点麻烦，要先用牙间隙刷清洁钢丝下面的部分，再将牙间隙刷插到钢丝和牙面之间清洁托槽周围以及牙齿邻面。避免吃一些容易粘在托槽上的食物。

　　牙刷要勤换，因为矫正期间特别费牙刷，建议一两个月就要换一次牙刷。以往早上都是饭前刷牙，矫正以后，一定要注意每餐后刷牙，否则食物残渣的存积，容易导致牙面的脱矿，龋坏，形成不可逆转的牙面白斑。所以已经开始矫正牙齿的朋友们，一定要注意保持好口腔卫生。

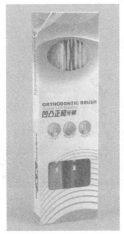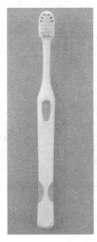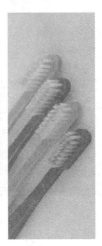

正畸专用牙刷

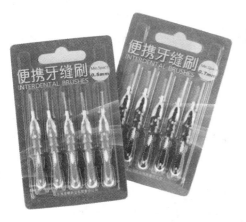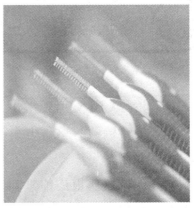

便携式牙缝刷

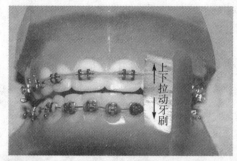

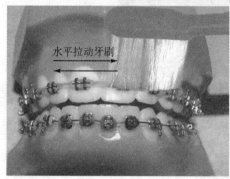

上下拉动牙刷

水平拉动牙刷

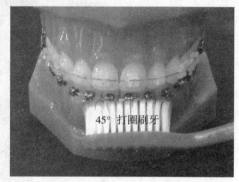

45°打圈刷牙

矫治期间刷牙法

矫治器会划伤口腔黏膜吗？

正畸治疗尽管疼痛轻微，但正畸的道路不是想象的那么平坦，每个人对口内矫治器的感受也是不一样的，一般初戴时都会有一定的不适感。

正规的矫治器出厂前表面都经过专业的打磨抛光处理，不会划伤口腔黏膜，病人一般在几周内可以适应口内的矫治器。普通的用钢丝结扎的矫治器，随着刷牙等外力的影响，可能会出现结扎丝的末端翘起，或者由于后端钢丝增长，造成口腔黏膜划伤；或者戴一些矫治器时，如口外弓装置没有按照医生的要求，造成黏膜划伤。所以在每次正畸复诊结束时都要仔细感受有没有扎嘴的地方，并按照医生的要求进行矫治器的摘戴。如果在复诊期间有不舒服或扎嘴的地方，为了应急，可以暂时用口香糖放置在矫治器突起的部位，并立即到医院进行相应处理。医生也可以给你一些专用的黏膜保护蜡备用。

随着正畸技术的不断发展，出现了一种新型的固定矫治器——自锁托槽矫治器。此种托槽与传统结扎式托槽最大的不同是以滑盖替代了钢丝结扎固定，其优势是比传统结扎托槽更加舒适，临床操作时间大大缩短，复诊间隔也可适当延长。如今自锁托槽已经普遍应用在较发达地区。

 矫正会对牙齿造成损伤吗？

只要注意矫正期间配合医生和维护好口腔卫生，专业而恰当的牙齿矫正不会对牙齿造成实质性的损伤。

在正畸治疗牙齿受力后，牙髓及牙周血管会充血，产生轻度、暂时的炎症反应，在给牙齿加力的头几天有胀痛等不适感。随着牙周的生理改建，炎症反应逐渐消失。

在正常情况下，每颗牙都有一定的生理动度。在做正畸治疗时，牙齿松动度稍有增加，这是正常反应。当牙齿矫正到正常位置停止移动后，牙齿就能通过自身的修复能力使牙周膜重新附着而变稳固，不会发生永久性损伤。此外，牙齿矫正时，牙根表面也会发生一定的吸收、增生等重建活动，治疗结束后，牙根会凭着自身的修复能力恢复正常。

如果口腔卫生不好，可导致牙槽骨高度有极少量降低。这是由于戴矫治器后使口腔卫生不易清洁，增加了患牙龈炎的机会，对牙槽骨有一定的影响。另外，病人的年龄以及自身的牙周状况都会影响牙槽骨的健康。在治疗完成后，牙槽骨不会再继续发生吸收，如果口腔卫生保持得好，牙槽骨会有一定的恢复。

如果口腔卫生不好，在矫正治疗期间，矫治器周围食物残渣堆积，因此口腔内细菌就会大量定植，在分解食物过程中就会产生酸性物质，酸性物质很容易造成牙表面的脱矿，形成不可逆性牙面白斑，甚至发生龋齿，影响健康和美观。

整齐的牙齿更容易清洁，能避免咬合创伤，所以很多矫正过牙齿的朋友牙齿和牙周情况会更加健康。

204 牙齿矫正一般需要多长时间？

不同的年龄，不同的错𬌗类型，牙齿矫正的复杂程度不同，矫正所需的时间也不同。

如果是还没换完牙齿的孩子的"地包天"等，用简单的活动矫治器矫正的，可能5~8个月就可以结束。如果只是牙齿不整齐，还没有导致严重的牙、颌、面畸形，比如上颌前突，上颌后缩，下颌前突，下颌后缩等情况，那么，一般恒牙期儿童牙齿矫正的时间在2~3年，成年人矫正的时间较青少年长。若伴有颌骨间关系的不调，牙齿矫正的时间可能要长达2~4年。部分严重的错𬌗畸形单纯的矫正不能解决时，就需要通过生长改良或正畸正颌手术联合矫治的方法来给予治疗。

205 矫正牙齿都需要拔牙吗？

正畸矫治并非都要拔牙。正畸病人治疗中需不需要拔牙是根据病人的自身情况而定的。一般要根据病人的面型、牙列的异常程度、骨骼的异常程度三方面来确定。如果病人的面型前突，出现嘴唇放松状态时闭合不良，牙齿向前倾斜，外翘，开唇露齿状态，或者牙列拥挤，就一定要拔牙了。具体拔牙的数量和牙位，医生会根据病人的具体情况进行分析测量来确定，同时考虑病人的要求，提供不同的矫治方案。

一般拔牙原则是对称性拔牙和先拔除坏牙。有些病人的情况，介于可拔牙和可不拔牙之间，这样的病人，医生通常会采取较为保守的治疗原则，先采用不拔牙的方案进行矫治，根据牙列的改善程度及病人的满意度，再考虑是否进行拔牙矫治。但是，如果一些应该拔牙却没有果断选择拔牙而进行矫治的病人，由于勉强保留该拔的牙齿，会带来一些不稳定的效果，在治疗后经常容易出现复发，治疗效果不满意，常常又得再花时间、花钱进行第二次矫治。

206 拔牙对身体有无影响？是否会造成其他牙齿的松动？

由于人类的进化，颌骨逐渐变小，牙床空间有限，不能容纳所有的牙齿使其整齐排列，所以正畸治疗时，对于牙列比较拥挤或前突、反𬌗等，为了达到美观的治疗效果，正畸医生通常会选择性地拔去一些不影响美观和功能的牙齿，以利于其他牙齿的排齐，如第一前磨牙或第二前磨牙，也就是我们从中切牙（门牙）向后数过去的第 4 颗或第 5 颗牙齿，它们承担的咀嚼功能较小，拔除后不会影响正常的咀嚼功能。

另外，口腔中的牙齿和牙窝就像一个萝卜一个坑，每个牙根都有独立的牙槽骨支撑，不会因为一颗牙的拔除导致其他牙齿的松动。正畸治疗过程中拔牙间隙会逐渐关闭，因此拔掉的牙齿不会影响美观及功能。有些人还担心拔牙会损伤脑神经，其实，牙齿周围分布的是牙槽神经，有极细小的分支进入每颗牙齿，脑神经与这隔的远着呢，规范的拔牙操作连牙槽神经也不会损伤，更别说损伤脑神经了。

207　矫正拔牙需要拔几颗？

矫正治疗中是否拔牙的选择及拔牙的数目需要根据病人口内的具体情况、病人的面型和病人自身的要求进行选择确定。一般坚持不拔牙的保守原则、优先拔除患牙原则、左右对称及上下协调原则。根据病人具体的咬合关系，拔牙数从 1~4 颗不等。如果智齿没有长正而建议拔除的话，加上智齿拔牙数甚至可能达到 8 颗。

拔牙数目的多少还要根据病人的具体情况，进行个体化方案制订，毕竟每个人牙列情况是不同的。对于牙列比较拥挤，需要拔牙的病人，还要考虑优先拔除患牙，即优先拔除有明显缺损、有不可逆转的损坏或者有严重的牙周病的牙，而保留健康的牙齿。

208 尖牙能拔吗？

　　尖牙又称"犬牙"、"虎牙"，上下左右共四颗。尖牙牙体粗壮，牙根是全口牙齿中最长的牙根，牢牢地长在颌骨内，其寿命比所有牙齿的寿命都长。因上颌左右两个尖牙唇向错位，突出在牙弓之外，支撑着嘴唇，像老虎牙齿一样突出在外面，故而得名。尖牙的形成原因很多，如遗传、乳牙的健康状况等都与此有关，但主要是由于上颌骨发育不良，牙齿没有足够的排列间隙而引起的。乳尖牙滞留不掉，或乳磨牙因龋齿早脱落，恒磨牙向前移动，占据了双尖牙萌出的位置，而双尖牙的萌出又早于尖牙，因此局部就出现了拥挤的场面，那么最后萌出的尖牙就没有足够间隙而被挤出牙弓长到牙列之外了。尖牙突出支着嘴唇时，显得十分难看。家长和孩子为了好看，都希望拔除尖牙。

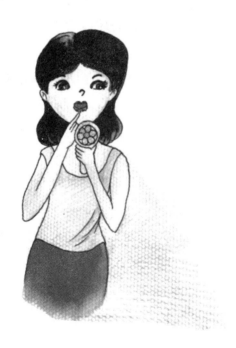

其实这种观点是错误的。

尖牙不可轻易拔掉，因为其在口腔中起着其他牙无法替代的重要作用。首先，尖牙是口腔中存留时间最长的牙，它不易患病，牙根长而且牢固。它的牙尖锐利有力，在咀嚼中起撕碎食物的作用。其次，尖牙排列在嘴角两边的转弯处，支撑着嘴唇保持面部的丰满。若尖牙缺失会引起上唇塌陷，影响面容。

拔牙后还需要镶牙吗？

正畸治疗时的拔牙是为了解除比较严重的牙列拥挤或前突、反𬌗等，以达到美观的治疗效果和稳定的咬合关系，拔牙后不需要镶牙。牙齿拔除后会有暂时的空隙，但随着牙齿矫正的进展，余留的牙齿会逐渐排齐并且内收，拔牙空隙两侧的牙齿会向空隙处移动而逐渐靠拢，直至间隙完全关闭。因此，完善的正畸治疗后，牙列中不会有余留间隙，拔牙间隙会关闭，而不需要再镶牙，治疗结束后牙齿排列整齐而无间隙。

成年人能否进行牙齿矫正？

以前，矫正牙齿大多在儿童期进行。随着成年人对美观的要求，以及矫正技术和矫治器的不断发展进步，成年人矫正也开始逐渐进行，并深入发展。

从简单的牙列拥挤排齐，到拔牙矫正复杂病例，成年人的矫正范围正在逐渐扩大。包括一些患有牙周疾病的成年人矫正也有许多成功的病例。

一些骨骼畸形严重的成年病人，通过正畸正颌联合治疗，不仅可以排齐牙齿，还可以改善面部畸形。甚至，有些老年病人为镶牙需要将牙齿间隙集中，或压低已经伸长的牙齿以及扶正已经倾斜的牙齿，都可以通过正畸矫正而达到满意的效果。

 成年人牙齿矫正为什么比青少年困难得多？

近年来，成年人牙齿矫正的病人越来越多。在成年人矫正时的矫治设计、治疗效果、矫治疗程以及预防复发等情况都比青少年的困难复杂。很多人会问，这是为什么？

首先，成年人的生长发育已经停止，因此像青少年一样的利用生长发育进行的生长改形治疗不可能进行。治疗方法的选择受到限制，治疗效果也受到影响。治疗后为防止复发、保持的要求也较高。

其次，成年人矫正比青少年困难表现在，青少年的牙齿都是刚刚萌出的恒牙，牙齿没有磨耗，龋齿发生率低，牙周状况较好；而成年病人存在各种牙齿以及牙周问题，因此常常需要口腔各个科室医生的密切配合，共同制订出合适的矫治方案。

最后，成年病人的矫治要求较高，经常会考虑社会心理因素的影响。

212 牙周病病人能不能做正畸？

有牙周疾病的病人，一般口腔卫生较差，刷牙容易出血，有牙石，严重的有牙龈退缩，牙齿松动等。这样的成年病人可不可以矫正牙齿呢？

一般，在临床上有牙周病的病人来咨询矫正牙齿的问题。应检查病人口腔情况后，请牙周科的医生会诊，判断病人的牙周情况。有的需要简单的牙周治疗即可进行矫治，有的需要进行系列的牙周治疗，并观察后再进行正畸矫治。个别牙周状况不适合进行正畸矫治的只有放弃。

牙周病病人在进行正畸治疗期间，应定期进行牙周护理，一般在3~6个月。良好的牙周治疗，为正畸矫正牙齿的移动提供了保障，使牙齿能够健康地移动，而正畸治疗将牙齿排齐后，也会促使牙周组织的再恢复，两者是相辅相成的。

正畸治疗结束后，仍要定时进行牙周护理，保持矫治效果，防止复发。

213 牙齿矫正完成后为什么要戴保持器？戴多长时间？

正畸治疗过程中，受力移动的牙齿周围的牙槽骨会发生缓慢地生物学改建，使牙齿从原来的位置移动到新的位置。刚矫治完成的牙齿就像刚移栽的树苗，如果没有给予适当时间、适当方式的支撑，树苗便会随风倒，不能打牢根基、直立生长。矫治刚完成的牙齿周围的牙槽骨改建尚未完成，所以牙齿在新的位置上还不稳定，有复发（即回到原来的位置）的倾向，必须借助保持器保持新的牙齿位置，等待牙槽骨的改建。保持器戴用一段时间后，牙槽骨改建完成了，才可以摘下保持器。常见的保持器主要有病人可自行摘戴的活动保持器和粘固在牙齿舌侧面的固定保持器。

保持器的戴用时间因人而异，因畸形的病因、种类和严重程度的不同而有所不同。一般情况下需要戴用 1~2 年，牙周病病人正畸治疗后可能戴用的时间会更长，甚至可能需要终生戴保持器。矫治刚结束时除刷牙和吃饭外需要全天戴保持器，以后根据畸形的具体情况戴用时间可逐渐缩短。

保持是整个正畸治疗的一部分，所以矫治结束后一定要按照医生的要求戴保持器，否则矫治的战果就容易丢失，导致前功尽弃。

214　如何预防矫治后牙齿的错𬌗畸形复发呢？

牙齿经过较长时间的矫治之后，畸形的复发是医生和病人都不愿意看到的结果。为预防矫治后错𬌗畸形的复发，可采取以下措施：

（1）严格遵医嘱佩戴保持器。

（2）破除口腔不良习惯：咬唇、吐舌等口腔不良习惯是导致错𬌗畸形的常见原因，所以在保持器去除前，必须完全破除口腔不良习惯才能有效预防畸形的复发。

（3）在儿童的生长发育期进行早期矫治有助于防止畸形的复发，

获得稳定的效果。

（4）为防止复发可对牙齿扭转、深覆𬌗、开𬌗等易复发的错𬌗畸形进行过度的矫治。

（5）严重的扭转牙仅靠保持器难以获得稳定的效果，可以将扭转牙颈部周围的纤维切断，以防止复发，减少保持的时间。

 为什么乳牙掉了恒牙迟迟没长出来？

恒牙在超过替牙期仍没有长出时，可拍个 X 线片看看是否存在恒牙牙胚。若恒牙牙胚存在，但不能正常长出，主要原因有以下几点：

（1）营养不良：如缺乏维生素 A、维生素 D 等，导致到了换牙年龄，恒牙常常不能按时长出。

（2）乳牙过早拔除：缺牙处的软组织，经常与食物摩擦使牙床上的黏膜增厚，质地变得坚韧，从而增加了恒牙长出的阻力导致恒牙迟萌。

（3）多生牙、牙瘤或囊肿的阻碍：它们阻碍了恒牙长出的通路，或占据了恒牙的位置导致恒牙不能正常萌出。

（4）恒牙本身发育异常：扭转、倒置或冠根呈一定角度都可造成恒牙迟萌甚至不萌。

（5）遗传因素：此原因造成恒牙迟萌极为罕见。如颅骨锁骨发育不良综合征的患儿，其恒牙萌出潜力不足。

（6）内分泌代谢障碍：如甲状腺功能低下和下丘脑垂体前叶功能障碍，恒牙也往往不能按时萌出。

（7）恒牙牙胚先天缺失：在母亲妊娠期间，当胎儿颌骨内的牙胚处在发育初期和细胞增殖阶段时，任何阻碍牙胚发育和细胞增殖的因素（如射线、化学药物等）都可能影响牙胚的发育，使牙胚停止生长，造成恒牙先天缺失。

216 什么是埋伏牙？能保留吗？

在临床工作中，能遇到很多因为缺牙或者奶牙没掉而就诊的病例，经检查，这其中很大一部分都是因为埋伏牙造成的。这里就来介绍一下埋伏牙。

什么是埋伏牙呢？其实埋伏牙是阻生牙的一种，它是指恒牙或者多生牙埋伏于颌骨内，超过萌出期而未能萌到相应位置的牙齿。可伴随出现牙列不齐、颌骨或牙槽骨异常隆起、个别牙扭转、乳牙滞留等现象。

导致牙齿埋伏阻生的常见原因有：①骨隐窝内牙胚方向不正常，即继替恒牙的生长方向异常；②继替恒牙的萌出轨道异常；③牙弓长度不足，即牙列拥挤，造成萌出位置不足，而无法正常萌出；④多生牙或者牙瘤影响牙齿的萌出，即多生牙或者牙瘤导致继替恒牙的萌出轨道受阻，或者萌出阻力增大，或者直接与继替恒牙粘连，导致恒牙无法萌出；⑤牙齿与周围组织粘连。

临床上诊断埋伏牙除根据其医学病史、牙科病史、临床表现外，必须进行 X 线检查。根据其 X 线检查确定埋伏牙的三维立体位置、牙冠朝向、牙体形态、与邻牙及邻近骨结构的关系、埋伏牙及邻牙牙根是否存在吸收、有无并发症等，以确定其治疗方法。

埋伏牙可否保留呢？通常情况下，临床上不主张拔除一个很多年都没有症状的埋伏牙，可保留埋伏牙并定期观察。当埋伏牙位置、朝向、形态以及与邻牙关系基本正常时，可考虑保留，用正畸的手段给予矫治。而当出现以下情况时可考虑拔除埋伏牙：①影响正畸治疗；②压迫其他牙齿的牙根、导致邻牙牙根吸收；③影响其他牙齿的萌出而自身无保留价值；④存在囊肿、牙瘤且没有保留价值或者无法保留；⑤影响义齿修复；⑥疑为不明确疼痛的病因。

217 为什么有些人正牙时要打"钉子"？

这里所说的钉子非平常百姓家所用的钉子。在口腔正畸领域中，钉子是指一种钛合金金属材料，由于体积小，形似钉子故而得名，医学专业术语叫微种植体。在某些情况下需要植入病人的颌骨内用来矫正牙齿。

那为什么有些人正牙时要打钉子？在临床上，正畸医生需要打钉子的情况多见于上颌或下颌前突或双颌前突的成年病人。一般情况下，钉子打入两侧后牙的牙槽骨上，用来往后拉牙齿以改善病人的美观问题。事实上，打钉子有点类似于拔河比赛。对于牙齿挤得厉害、面型有点突的病人，拔牙可以获得空隙，但不足以解决问题，这时就需要打钉子。拔牙空隙前的牙齿类似于拔河的一方，拔牙空隙后的一方也就是后牙，好比于拔河的另一方。对于面型突的病人，正畸医生需要后牙的一方取得胜利，使前牙整体往后走；但是考虑到后牙的力量不足，这时就需要加入新的成员那就是钉子。所以说，有些人正牙时要打钉子。

有些人可能要问，打钉子对正牙有好处但对身体有无害处？目前来说，只要在正规医院打的钉子对病人身体并无不良影响。随着口腔材料的发展，钉子已经越来越小巧精致，而且一些钉子还是纯钛制作；骨折后所用的钛板便是纯钛的，可以长期保存于体内。正牙时所打的小钉子，在矫治结束后便被正畸医生取下来了，而打钉子的颌骨处也会愈合无恙。

因此，当你去正牙，正畸医生建议你打钉子时，你不妨放心一试，可能会取得让你意想不到的结果。

 什么是阻塞性睡眠呼吸暂停低通气综合征？

阻塞性睡眠呼吸暂停低通气综合征是指睡眠时上呼吸道塌陷阻塞引起的呼吸暂停和通气不足。通俗地讲，以 7 小时睡眠计算，睡眠时呼吸突然停止超过 30 次（或每小时超过 5 次）、每次呼吸停止超过 10 秒导致通气不足而引起的一系列症状。

阻塞性睡眠呼吸暂停低通气综合征的病因很多，多数是由几种因素共同作用的结果。其最根本的原因是上呼吸道的狭窄或阻塞，而肥胖、鼻咽部的疾病、小下颌畸形、上呼吸道肿瘤等都可能导致上呼吸道的狭窄。

阻塞性睡眠呼吸暂停低通气综合征常表现为睡觉时呼吸不通畅、打鼾，并且鼾声不均匀，声音较大甚至刺耳。有呼吸暂停或憋气，早晨起床时感觉疲乏，白天总感觉昏昏沉沉，嗜睡严重。阻塞性睡眠呼吸暂停低通气综合征还有一些继发表现，如心脏疾病、高血压、脑中风等。对于儿童，如患有此病，有效睡眠时间减少，而主要在睡眠时间分泌的生长激素也减少，从而影响儿童的生长发育，同时大脑发育也受影响，常表现为行为异常，如多动、注意力不集中、记忆力下降等。所以，阻塞性睡眠呼吸暂停低通气综合征应该引起我们足够的重视。

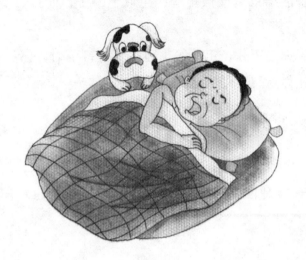

 219 如何治疗阻塞性睡眠呼吸暂停低通气综合证？

　　阻塞性睡眠呼吸暂停低通气综合征不仅危害到人们的健康，还严重影响到人们的日常生活和工作，那么究竟该如何治疗呢？阻塞性睡眠呼吸暂停低通气综合征要根据不同的病因进行不同的治疗。在治疗前用多导睡眠图仪（PSG）监测睡眠，进行评估，并明确其类型。目前，其治疗方法主要有 3 种，即非手术方法、手术治疗和口腔矫治器治疗等。每种治疗方法都有其各自的适应证。

　　（1）非手术方法：用持续正压呼吸机治疗。睡眠时经鼻面罩持续正压，将压缩、湿化后的空气输送于上呼吸道，以保持呼吸道通畅。

有效率在 95% 以上。

（2）外科手术法：①耳鼻喉科手术：对于因鼻咽部组织增生、肥大引起的上呼吸道狭窄，可通过手术切除来解决，如切除过长的腭垂、肥大的扁桃体等来扩大上呼吸道，消除鼾声。②正颌手术：主要用于小下颌畸形的病人，通过手术，使下颌骨整体或部分连同相应的软组织前移，扩大上呼吸道。

（3）口腔矫治器治疗：上呼吸道与口颌系统的一些解剖结构密切相关，如舌、软腭、舌骨等。口腔矫治器治疗原理就是通过改变上呼吸道与这些结构的位置和功能关系，间接扩大上呼吸道。常用的矫治器主要有以下几类：舌牵引器、软腭作用器和下颌前移矫治器。目前，临床上最常用的矫治器有以下几种：改良 Activator 矫治器、软塑料复位器式矫治器、双𬌗板矫治器和 Silensor 矫治器等。

（4）其他：控制饮食，加强锻炼，减轻体重，戒烟戒酒。改变睡眠姿势，多侧卧。

为什么有些人镶牙前要矫正牙齿？

成年人常因龋齿、牙周病或外伤等原因造成个别牙齿或部分牙齿缺失。如果没有及时镶牙或做义齿修复，可能发生缺牙间隙两侧邻牙以及对颌牙齿移位等情况，有的病人还存在一些不利于镶牙的咬合异常，使镶牙变得困难或效果不佳。而通过镶牙前的正畸治疗可以有效地改善这些问题。

缺牙间隙如果长期没有镶牙，两侧的邻牙会向缺牙间隙倾斜，使缺牙间隙变成口小底大的漏斗状，则义齿难以戴入就位。在镶牙时不得不对正常的邻牙进行大量调磨，而正畸治疗可以使倾斜的牙齿直立，避免大量调磨健康牙齿。

缺牙间隙长期没有戴义齿，对颌牙齿会伸长使缺牙间隙垂直距离变低，给镶牙造成困难。通过正畸治疗可以压低过长牙齿，为缺牙间隙的良好修复提供条件。而对前牙反𬌗，深覆𬌗的病人，通过正畸治疗既避免了镶牙后咬合不佳的问题，又保护了基牙。

正畸治疗还可以将一些镶牙难以关闭的小散隙关闭，免去镶牙程序。所以镶牙前的正畸治疗即矫正牙齿，是非常必要的。

 221 **为什么先天性唇腭裂患儿术前要做矫正？**

先天性唇腭裂是口腔颌面部最常见的先天性畸形，其发病率高，严重影响面部美观和生长发育。目前，国际上对于先天性唇腭裂均采取序列治疗，而先天性唇腭裂术前的正畸治疗则是序列治疗的首要步骤。

许多唇腭裂患儿的畸形不仅仅是上唇软组织的裂隙，由于组织缺损，还会造成牙槽嵴和腭部的缺损或畸形。鼻部畸形一般表现为患侧鼻孔宽，较正常侧鼻子塌陷明显。

唇腭裂术前的正畸治疗主要是为之后的手术进行准备：减小裂隙，减轻裂隙处的组织张力，以利于唇瓣的修补缝合；应用腭托封闭腭部裂隙，避免舌体舔入裂隙，造成裂隙扩大，同时也可封闭裂隙，避免食物进入裂隙，减少呛咳和喂养难度；应用鼻撑改善塌陷的鼻部外形等。鉴于以上，唇腭裂术前进行正畸治疗在一定程度上降低了手术难度，是非常有必要的治疗步骤。

唇腭裂患儿的出生对患儿家属往往会带来沉重打击，患儿家属只知道要进行手术治疗，期望通过手术来改善面部畸形，却往往忽略了术前的正畸治疗。由于术前正畸治疗的最佳时间有限，有必要提醒各位家长：一方面要充分认识到术前正畸治疗的重要性；另一方面要把握治疗时间，一般患儿出生数周即可进行正畸治疗，以免错过最佳时期；最后值得一提的是，由于治疗过程中，患儿会因感觉不舒服而哭闹，所以希望家长不要因此而中断或放弃治疗。

222 为什么有些错𬌗畸形需要正畸正颌联合治疗？

错𬌗畸形的治疗包括单纯正畸、生长改良和外科正畸三种手段。对于颌面生长发育基本完成且伴有严重颌骨发育异常的颌骨畸形病人，如骨性三类错𬌗，是难以用单纯的正畸方法完成的，而必须联合正颌外科手术才能完成治疗，即正畸正颌联合治疗。

与其他矫治措施的目标一样，正颌外科不仅要通过颌骨手术改善面部形态，而且必须借助手术前后的正畸治疗恢复良好的咬合关系和𬌗功能，两者缺一不可。因而科学规范的治疗只有在正畸医师和颌面外科医师的共同协助下才能圆满完成。

手术之前正畸的目的是排齐牙列整平牙弓，消除𬌗干扰，便于手术过程中牙弓及颌骨段的移动。若有牙齿排列不齐如个别牙错位等，则会影响颌骨在手术中的移动，因而需经术前正畸排齐牙齿，将牙齿矫正到手术移动颌骨时不发生牙齿干扰。另外，将牙齿矫正到正颌手术后颌骨关系及软组织侧貌正常的同时，也为术后牙齿建立良好的咬合关系奠定了基础。术前的另一个目的是减少或者避免对颌骨的分块截骨，简化手术过程，降低手术风险。

手术之后正畸治疗需要牵引来调整牙齿的咬合关系。为了保持殆关系的稳定，还需要保持以防止复发。

（刘　珺　刘新强　徐　宏）

第六章 常见口腔疾病与全身系统性疾病的关系

223 口腔病灶可引起全身性疾病吗？

许多人认为感冒了会头痛，发热了会全身不舒服，而口腔疾病，尤其是牙齿疾病，很局限，不会掀起什么风浪来。殊不知，口腔疾病不仅不局限，还会成为病灶引起全身性疾病。

什么是口腔病灶呢？口腔病灶是指口腔内被致病微生物感染的组织（如牙龈）和器官（如牙齿），主要以牙源性感染为主，包括龋齿引发的牙髓病及根尖周病、牙周病、颌骨囊肿感染以及各种口腔颌面部的间隙感染等。这些口腔病灶平时以慢性炎症的形式存在，当身体抵抗力低下时，病灶内的致病微生物就会向远离病灶的其他器官转移，引起其他组织或器官的疾病。

口腔病灶感染可能引发的全身性疾病种类很多，包括心血管疾病（如感染性心内膜炎、风湿性心脏病、急性心肌梗死等）；眼部疾病（虹膜炎、睫状体炎等）；慢性胃炎、胃溃疡等消化系统疾病；头痛、眩晕、脑脓肿等神经系统疾病；风湿性或类风湿性关节炎、肾脏疾病、皮肤病等。此外，口腔病灶还会引起血糖升高，使糖尿病病人的病情更加恶化。

老年人多有龋齿、残根、残冠、牙周病等口腔疾病，这部分人群的免疫力较低下，更容易发生由口腔病灶引起的全身性疾病。

所以，不要忽视口腔疾病，应该及早处理和治疗，以免因小失大，造成不必要的损伤。

224 全身系统性疾病在口腔中有什么表现？

许多全身性疾病，如某些感染性疾病、传染性疾病以及全身系统性疾病（如血液系统疾病、内分泌紊乱及代谢障碍、免疫性疾病等），重金属中毒等都可以有相应的口腔病损表现。

有些疾病，其病变还首先出现在口腔内，例如麻疹患儿。起病初发热、咳嗽、流涕，2~3天后，口腔内双侧第二磨牙相对应的颊黏膜上，就出现了麻疹特有的科普利克斑，该斑是麻疹早期特征之一，具有早期诊断价值。此时患儿疼痛不适，流口水，无法进食，哭闹，1~2天后皮肤才出现淡红色斑丘疹，如能早期发现，就能得到及时有效的治疗。

因而，认识全身系统性疾病的口腔表现对疾病的早期诊断和治疗具有重要意义。

225 血液系统疾病在口腔有什么表现？

血液系统疾病与口腔有重要关系，常早期出现口腔表现或在病程中出现顽固的口腔症状。

（1）白血病：白血病尤其是急性白血病病人经常会出现口腔表现，发生难以止住的牙龈及口腔黏膜出血；牙龈出现不规则性的增生肿大；牙龈和口腔黏膜颜色苍白；有时可有不规则的溃疡，且不易愈合，如发生感染，还可发生黏膜坏死；由于牙髓及牙龈白细胞浸润，病人可能出现牙痛、牙齿松动、口臭等。

（2）贫血：可表现为口腔黏膜苍白，舌面因舌乳头萎缩而光滑发亮，还可发生舌痛等症状。

（3）出血性疾病：常见的如血小板减少性紫癜、血友病等，这类病人的口腔黏膜常有出血倾向。常常由于咬食物、刷牙、咀嚼及创伤时诱发牙龈出血，有时也可发生自发性出血。

血液系统疾病的病人进行口腔治疗时应尽量保守治疗，在病情缓解期治疗，尽量减少创伤，降低对口腔组织的刺激，积极预防感染。尽量避免拔牙和其他口腔颌面外科的手术治疗，如非做不可，则应做好充分的术前准备和术前预防性的处理，避免术中出现严重的出血。

 内分泌系统疾病在口腔有什么表现？

内分泌系统疾病中，糖尿病与口腔关系最密切。糖尿病病人抗感染能力差，更容易发生牙周病，且发病程度严重，发病年龄也早于健康人。糖尿病病人口腔常见严重的牙龈、牙周炎症，牙龈易出血，有时会有牙周溢脓，牙槽骨吸收，严重者导致牙齿松动脱落。据报道糖尿病病人全口无牙的可能性比健康人高出 15 倍。另外糖尿病病人常表现为口腔黏膜干燥，充血发红；舌肿大有牙痕，色深红，可出现沟裂，并有刺痛感；口腔还有烂苹果味。

糖尿病病人进行口腔治疗时应注意：拔牙等创伤性的手术治疗前应全面检查身体的健康状况，应在血糖控制良好的情况下进行；术前术后应预防性地应用抗生素，防止术后感染。

 维生素缺乏口腔内有什么表现？

众所周知，维生素是维护人体健康的重要元素之一，维生素缺乏后会导致身体的各种功能障碍。不同维生素的缺乏在口腔内会有相应不同的表现，以下给大家介绍几种主要维生素缺乏后的口腔表现，以便大家更好地维护口腔健康。

维生素 A：缺乏后会影响牙齿的正常发育，牙齿表面凹陷，还会引起口腔溃疡。

B 族维生素：缺乏后会引起口腔黏膜过敏、疼痛，舌头肿大，舌头边缘出现牙齿印痕。其中，缺乏维生素 B_2 会引起口角炎，主要表现为口角干燥，起皮，有白色糠状样皮屑，严重者口角湿润，辐射状小裂口，糜烂，对热刺激或辛辣食物敏感，张大口时疼痛。缺乏维生素 B_3 时（糙皮病）还会引起舌头表面发红，并出现散在点状小溃疡，对冷热刺激敏感。

维生素 C：维生素 C 缺乏症俗称坏血病，会出现牙龈出血，轻者刷牙时出血，严重时自发性出血，牙龈红肿糜烂，有的病人牙龈呈瘤状增生，伴随口臭，疼痛等。

维生素 D：婴幼儿时期缺乏维生素 D 会严重影响牙齿的发育和钙化，表现为牙齿表面白垩色，如同白色墙面，严重者牙齿表面缺损，凹凸不平，牙齿萌出较晚；舌头表面光滑，如同镜面，呈亮红色，临床上称之为镜面舌或光滑舌。

总之，维生素缺乏不仅会影响口腔健康，还会导致身体各种问题，所以要做到饮食均衡，不挑食，不偏食，适当补充维生素，维护身体健康状态。

228 儿童缺锌会引起口腔黏膜疾病吗？

锌是人体的必需微量元素之一，与儿童的生长发育，免疫功能等密切相关，被誉为"生命之花"。大家经常会在电视广告上看到儿童缺锌会引起各种疾病，如生长发育缓慢，免疫力低下等，但很多家长对于缺锌是否会引起口腔黏膜疾病却不得而知，往往会忽略。

儿童缺锌会导致身体免疫功能低下，修复损伤组织的能力降低，引起相应组织的反复感染，且不易愈合。在口腔内则主要表现为口腔黏膜的反复性溃疡，好发于唇、颊、舌缘等，在黏膜的任何部位均可出现，溃疡初起时为针尖样大小，数目不一，一般为 2~3 个，黏膜充血、发红，随后慢慢变大，呈圆形或椭圆形，溃疡中心凹陷，边缘清楚，表面覆盖一层黄色膜状物，溃疡周围黏膜充血，呈红晕状，溃疡形成后有较严重的烧灼痛，吃饭时受到各种刺激疼痛加重，影响患儿进食，从而引起一系列其他问题。经过 7~10 天溃疡可自行愈合，但经过长短不一的间歇期，溃疡又复发，反复如此，患儿甚为痛苦。

所以，对于口腔黏膜反复溃疡的儿童，家长一定要充分重视，要考虑到是否有缺乏微量元素锌的可能，以免影响孩子的健康成长。

舌能反映人体健康状况吗？

答案是肯定的。舌是人体的一面镜子，可反映出人体五脏六腑的健康状况。

中医认为，舌通过经络与五脏六腑相连。因此，这些脏腑的病变，就可以通过经络反映到舌体。中医认为人体脏腑、气血、津液的虚实，疾病的轻重，都有可能通过经络客观地反映于舌体。医生还可以通过舌诊了解脏腑的虚实和病邪的性质、轻重与变化。

中医还认为，舌为心之苗，因此，很多心脏疾患是可以从舌的颜色，质地和舌苔的表现反映出来的。

健康人的舌头表面是平整的，没有明显的高起和凹陷，呈粉红色，长椭圆形，胖瘦适中，舌苔薄白，光泽而润，伸舌时自如而有力。

中医认为，通过舌头来了解人的生理功能和病理变化是诊断的一个重要方面。近年来，运用现代科学知识和方法研究中医舌诊的资料日益增多，从组织学、生物化学、微生物学等，来观察舌象的变化与疾病的内在联系，已经发现了一些规律。例如：

舌乳头炎：常见于营养不良，贫血，血液性疾病，真菌感染，内分泌失调，铁、锌或维生素缺乏，滥用抗生素等。

"杨梅舌"：猩红热病人在发疹的同时，舌菌状乳头肿大、充血，初期舌苔发白，肿胀的舌乳头凸出覆盖白苔的舌面，称为"草莓舌"，2~3天后，舌苔脱落，舌面光滑呈绛红色，舌乳头凸起，称为"杨梅舌"。

"镜面舌"：贫血、维生素缺乏症、舍格伦综合征（俗称口-眼干燥综合征）、白色念珠菌感染等可以出现"光滑舌"或"镜面舌"的改变。

所以舌的一些异常表现，在一定意义上反映了人体的健康状况，并帮助诊断身体其他部位的疾病，为早期发现疾病、正确诊断、早期治疗提供了帮助。

230 性传播疾病在口腔有什么表现？

许多人认为性病只是性器官局部的疾病，殊不知性病不单是局部疾病，而且还会危害生命。性病在发展过程中口腔也会有损害，我们看一下常见的几种性病在口腔中的表现。

（1）梅毒：梅毒是由苍白螺旋体引起的一种慢性性传播疾病。根据传染途径不同，可分为先天梅毒和后天获得性梅毒。由母体经胎盘传染给幼儿的称为先天梅毒，由性交、接吻、哺乳、输血、共用饮食器具等引起的称为后天获得性梅毒。后天获得性梅毒比先天梅毒多见。

后天获得性梅毒分为三期。一期梅毒的主要特征为硬下疳。

口腔中发病部位主要在唇、舌、腭、牙龈和咽喉部。患有唇部下疳者，表现为巨唇，唇的表面形成棕色薄痂，常因化脓感染而溃烂，局部疼痛，有脓性分泌物，附近淋巴结肿大。患有舌部下疳者，多表现为舌前区覆盖有灰色假膜，按之稍硬，疼痛不明显，下颌下淋巴结肿大。

二期梅毒在口腔中表现为梅毒性口炎和梅毒性黏膜斑。

患梅毒一般3~4年未愈，即进入三期梅毒（晚期）。三期梅毒的口腔损害表现为萎缩性舌炎，黏膜浸润白斑，腭部溃疡糜烂并可引起穿孔，造成吞咽及发音困难。

先天性梅毒：标志性损害是哈钦森牙和桑葚牙。

（2）淋病：淋病是由奈瑟淋球菌所致的泌尿生殖系统感染，是一种常见性病。人是淋球菌的唯一自然宿主，主要通过性接触传播，亦通过间接接触传染，产道感染可引起新生儿淋菌性结膜炎。

淋病在口腔中的主要表现如下：

淋菌性口炎：主要发生在有口交史的病人。主要表现为口腔黏膜充血，发红，可有糜烂，也可以发生直径为2~3厘米的溃疡，表面覆盖有黄白色假膜，假膜易于擦去，呈现血性创面。此外，新生儿淋菌性口炎和淋菌性结膜炎系来自母体阴道感染。

淋菌性咽炎：咽部淋球菌的感染率很高，但只有少数人有轻微咽痛和红肿，表面有散在小疱，声音嘶哑，并有炎性分泌物。咽后壁或扁桃体隐窝淋菌培养阳性。

（3）尖锐湿疣：又称尖圭湿疣或性病疣。尖锐湿疣是由人乳头瘤病毒所致的皮肤黏膜良性赘生物，是我国目前常见的性传播疾病之一。主要通过性接触传染，少数通过间接接触传染，潜伏期为1~8个月，平均3个月。

口腔尖锐湿疣多由口交感染引起，好发于舌背、唇等。初起为淡红色丘疹，以后逐渐增大增多，成单个或者多个小的结节，结节融合成乳头状赘疣，有蒂或者无蒂，形似菜花状、乳头状，颜色正常或者苍白色。表面湿润、柔软，有恶臭。

（4）艾滋病：艾滋病是由人类免疫缺陷病毒感染，所引起的一组以严重的细胞免疫功能缺陷为特征，并由此导致各种机会性感染或者肿瘤的疾病。主要口腔表现：

1）真菌感染：口腔念珠菌病（俗称雪口），可累及整个口腔。口腔念珠菌病在艾滋病感染者的口腔损害中最常见，而且常在疾病早期就表现出来，是免疫抑制的早期表现。组织胞浆菌病，主要发生在舌、腭的慢性肉芽肿或较大的黏膜溃疡、坏死等疾病。

2）口腔病毒感染：主要有单纯疱疹病毒和水痘–带状疱疹病毒。以单纯疱疹病毒多见，常伴有生殖器皮肤疱疹。

3）牙周病：主要表现为牙龈线性红斑。牙龈肿胀、出血、疼痛，常易伴坏死性龈炎或龈口炎。

4）毛状白斑：是艾滋病感染者的一种特殊口腔表现。主要在舌缘、舌腹面，多为双侧，舌黏膜出现凸起的一片白色斑块，擦不掉，一般无感觉。

5）卡波西肉瘤（Kaposi 肉瘤）：是艾滋病最常见的口腔肿瘤，好发于腭部和牙龈。

6）非霍奇金淋巴瘤：口内好发于软腭和牙龈等处。

7）突发性单侧或双侧颊部麻木，无原因的全口牙痛，面颊部感觉异常。

为了防止性病的发生，请洁身自好，避免发生悲剧，过早地结束生命。

（陈　杰　李秀芳　范存晖）